Kati Imbeck/Christine Berg

Demenz verstehen

Kati Imbeck/Christine Berg

Demenz verstehen

Hilfe für Angehörige und Freunde

nymphenburger

Inhalt

Vorwort

Hoffnung ist eben nicht Optimismus, ist nicht die Überzeugung, dass etwas gut ausgeht, sondern die Gewissheit, dass etwas Sinn hat – ohne Rücksicht darauf, wie es ausgeht.

(Václav Havel, tschechischer Schriftsteller und Politiker)

Demenz ist mehr als vergesslich sein oder die richtigen Wörter nicht auf Anhieb zu finden. Während wir von Kindheit an zu Vernunftmenschen erzogen werden und darum ringen, die Kontrolle über unsere körperlichen und geistigen Vorgänge zu erlangen, geht eben diese Führung bei einer demenziellen Veränderung nach und nach verloren. Eine Vorstellung, die die meisten Menschen als eine existenzielle Bedrohung empfinden. Und so ist das Voranschreiten der Demenz für die Betroffenen und alle begleitenden Personen, ob Lebenspartner, Angehörige, Freunde oder Nachbarn und Kollegen, in der Regel ausgesprochen verstörend.

Es ist aber auch möglich, dass dieser Prozess etwas Befreiendes mit sich bringt. Eigenschaften und Eigenarten können verstärkt auftreten oder sich ins Gegenteil verkehren. Mitunter zeigen sich Verhaltensweisen, die sich dieser Mensch nie erlaubt oder zugestanden hat. Manche bisher sehr kontrolliert und bestimmend auftretende Personen werden möglicherweise weich und nachsichtig, nachgiebige Menschen zeigen eine gewisse Autorität und Deutlichkeit. Verdrängte und lange vergessene Begebenheiten und Erlebnisse tauchen vielleicht wieder auf und werden intensiv aufs Neue durchlebt.

Zugleich kann eine Demenz auch Perspektiven eröffnen. Der Mensch ist ein lebenslanges Entwicklungswesen – das gilt auch für Menschen mit Demenz. Diese können im Verlauf der demenziellen Veränderung bisher ungeahnte Erkenntnisse oder Fähigkeiten erlangen sowie Vorlieben an den Tag legen – sei es, in einer Gruppe Theater spielen, ein zuvor nie probiertes Gericht als neues Lieblingsessen entdecken oder Beziehungen knüpfen und neue Freundschaften schließen. Wie auch immer sich die Demenz bei Ihrem Partner, Angehörigen oder Freund äußert – der Betroffene begibt sich auf eine Reise ins Ungewisse. Wir möchten Sie ermuntern, ihn dabei aufmerksam, neugierig und liebevoll zu begleiten und einen Rahmen zu schaffen, der ihm diesen Weg erleichtert.

Uns ist bewusst, dass dies keine leichte Aufgabe ist. Sicherlich werden Ihnen zahlreiche Fragen, Herausforderungen und Hürden begegnen. Mit diesem Ratgeber möchten wir Sie dabei unterstützen, Antworten und Hilfe bei der Bewältigung zu finden. Wir möchten Sie aber auch ermuntern, stets auf Ihre persönliche Wahrnehmung und Ihr Urteilsvermögen zu vertrauen. Denn in vielen Fällen gibt es bei der Begleitung von Menschen mit Demenz kein Patentrezept. Vielmehr hat es den größten Wert für den Betroffe-

nen, individuell auf ihn einzugehen, in seine Welt einzutauchen und für ihn da zu sein.
Lassen Sie sich bitte auch nicht zu sehr davon beeindrucken, was in Ihrer Umwelt als normal oder davon abweichend gilt. Demenz ist längst ein weit verbreitetes gesellschaftliches Phänomen. Und wenn sich ein Betroffener manchmal eigentümlich verhält, ist das noch lange kein Grund, sich dafür zu schämen und sich in den eigenen vier Wänden zu verstecken. Seien Sie selbstbewusst und ermutigen Sie Ihren Angehörigen, offen mit der demenziellen Veränderung umzugehen.
In dieses Werk eingeflossen sind unsere persönlichen und beruflichen Erfahrungen als Angehörige und professionelle Begleiterinnen von Menschen mit Demenz. Wenn unser eigener Erfahrungsschatz zu einem Aspekt nicht ausreichte oder wir schon so sehr in einem Thema drinsteckten, dass ein unvoreingenommener Blick vonnöten war, haben wir Rat bei hilfreichen Geistern in Familie und Umfeld gesucht – und gefunden. Allen Unterstützern möchten wir an dieser Stelle herzlich für die inspirierenden Gespräche und ehrlichen Rückmeldungen danken.
Aus Gründen der besseren Lesbarkeit wird auf eine geschlechtsneutrale Differenzierung verzichtet, grundsätzlich sind alle Geschlechter im Sinne der Gleichbehandlung gemeint. Die verkürzte Form beinhaltet keine Wertung.

KAPITEL 1

Leben mit Demenz: ein Überblick

Vergesslichkeit oder Demenz?

Den Haustürschlüssel verlegt, einen Namen vergessen oder sich im Tag geirrt – das hat wahrscheinlich jeder schon mal erlebt. Vor allem mit zunehmendem Alter ist es vollkommen normal, dass nicht nur die körperliche, sondern auch die geistige Leistungsfähigkeit allmählich nachlässt. Doch wo hört die altersbedingte Schusseligkeit auf und welche Anzeichen deuten auf eine beginnende Demenz hin?

Den Unterschied zu erkennen, ist gar nicht so einfach. Denn für gewöhnlich macht sich eine Demenz nicht plötzlich bemerkbar, sondern ist ein schleichender Prozess. Im Gegensatz zur altersbedingten Vergesslichkeit lässt bei Demenz allerdings in der Regel nicht nur die Gedächtnisleistung nach, sondern es schwinden nach und nach auch andere Funktionen des Gehirns, die auch als kognitive Fähigkeiten bezeichnet werden. So haben Menschen mit Demenz unter anderem häufig Sprach- und Verständnisschwierigkeiten, können neue Informationen nicht mehr so gut verarbeiten und haben Probleme, über einen längeren Zeitraum aufmerksam zu sein.

MENSCHEN MIT DEMENZ IN DEUTSCHLAND

Aktuellen Schätzungen zufolge leben in Deutschland rund 1,6 Millionen Menschen mit einer Demenz. Das geht aus einem Informationsblatt der Deutschen Alzheimer Gesellschaft aus dem Jahr 2020 hervor (siehe S. 122). Die meisten Betroffenen sind über 65 Jahre alt. Bedingt durch den demografischen Wandel ist davon auszugehen, dass die Zahl in den kommenden Jahrzehnten weiter zunehmen wird. Den Angaben zufolge gibt es verschiedene Vorausberechnungen, die für das Jahr 2050 einen Anstieg auf 2,4 bis 2,8 Millionen Menschen mit Demenz prognostizieren – vorausgesetzt, es gibt in der Zwischenzeit keine bahnbrechenden neuen Erkenntnisse in Sachen Therapie und Prävention.

Oft gehen mit einer Demenz verschiedene Formen der Desorientierung einher, die unterschiedlich stark ausgeprägt sein können. Ist eine Person **zeitlich desorientiert**, kennt sie zum Beispiel die Uhrzeit, das Datum, den Wochentag oder die Jahreszeit nicht. Auch fällt es ihr schwer, Zeitspannen abzuschätzen, sodass wenige Minuten mitunter wie eine Ewigkeit erscheinen. Bei der **örtlichen Desorientierung** ist die Fähigkeit eingeschränkt, sich an bekannten oder neuen Orten zurechtzufinden. Die Betroffenen verlaufen sich oder erkennen das Haus nicht mehr, in dem sie leben. Wer **situativ desorientiert** ist, hat Probleme, das Geschehen um sich herum richtig einzuordnen. So kann es vorkommen, dass eine Person beim Arzt im Wartezimmer sitzt, sich aber am Bahnhof wähnt und verzweifelt nach ihrer Fahrkarte sucht. Eine weitere Form ist die **personelle Desorientierung**. Diese macht sich beispielsweise bemerkbar, wenn Menschen mit Demenz sich nicht mehr an ihre eigenen persönlichen Daten wie den Namen, das Geburtsdatum, den Beruf oder Familienstand erinnern. Auch die Fähigkeit, bekannte Menschen zu erkennen, ist häufig eingeschränkt.

15 Beispiele für typische Verhaltensweisen von Menschen mit Demenz:

1. Kein Gefühl für die Zeit haben, das Datum und Jahr nicht kennen
2. Immer wieder dieselbe Frage stellen und die Antwort vergessen oder innerhalb kurzer Zeit mehrmals dasselbe erzählen
3. Viel von der Vergangenheit sprechen und Ereignisse, die kürzlich passiert sind, vergessen
4. Gegenstände an unpassende Orte legen, etwa die Geldbörse in den Kühlschrank
5. Nicht mehr mit Geld umgehen können, zum Beispiel mehrmals am Tag in der Bank Geld abheben

6. Stockend, in kurzen, knappen Sätzen sprechen, Sätze nicht beenden oder einen einfacheren Wortschatz benutzen
7. Die Bedeutung von Gegenständen verwechseln und Dinge tun, wie im Supermarkt mit Knöpfen bezahlen
8. Kleidung falsch herum, mehrfach oder in der falschen Reihenfolge anziehen, sich für die falsche Jahreszeit kleiden, also beispielsweise Sandalen im Winter anziehen oder Ähnliches
9. Handlungen auslassen oder nicht zu Ende führen, beispielsweise Kartoffeln ohne Wasser aufsetzen oder auf dem Herd vergessen
10. Sich verlaufen, vor allem an unvertrauten Orten und in fremden Umgebungen
11. Ein falsches Alter angeben oder vergessen, dass sie verheiratet sind und Kinder haben
12. Bekannte Personen oder Orte nicht mehr erkennen
13. Sich zurückziehen, Hobbys und soziale Aktivitäten einstellen und zu Hause mehr Zeit als sonst stillsitzen, liegen, Fernsehen schauen oder Ähnliches
14. Schneller als sonst ermüden, sich nicht mehr längere Zeit auf eine Sache oder ein Gespräch konzentrieren können
15. Stimmungsschwankungen, Niedergeschlagenheit, ungewohnt ruheloses, aggressives oder auch misstrauisches Verhalten

Fritz und Irma

Als Fritz 69 Jahre alt ist, beginnt er, sich eigentümlich zu verhalten. Der vormals gesellige und wortgewandte Lehrer für Deutsch und Latein zieht sich mehr und mehr von seiner 63-jährigen Frau Irma und den gemeinsamen Freunden zurück. Wenn sie Gäste haben, verlässt er oft ohne Erklärung den Raum. Irma lässt ihn gewähren und findet ihn später in seinem Lieblingssessel im Arbeitszimmer. Dort sitzt er immer häufiger stundenlang und blickt mit unglücklichem Gesichtsausdruck ins Leere. Auch die Lust am Lesen, früher eine seiner Lieblingsbeschäftigungen, hat er verloren.

Demenz ist keine Krankheit

Ein kleiner, aber wichtiger Unterschied, den Sie kennen sollten: Eine Demenz ist keine Krankheit, sondern ein Syndrom. Dieses wird charakterisiert durch ein Bündel von Symptomen, zum Beispiel den Verlust des Kurzzeitgedächtnisses, Desorientierung oder einer eingeschränkten Auffassungsgabe. Schuld daran können verschiedene Ursachen sein. Alzheimer ist der häufigste, aber nicht der einzige Grund. Ein einfaches Gedankenspiel verdeutlicht die Systematik: Stellen Sie sich vor, das Demenzsyndrom ist das Getreide – dann ist Alzheimer Weizen, andere Ursachen (zu denen wir auf den nächsten Seiten noch kommen) sind Roggen oder Dinkel.

Das Bewusstsein ist (anders als beispielsweise beim akuten Verwirrtheitszustand Delir) für gewöhnlich nicht getrübt. Mit der geistigen Beeinträchtigung gehen in der Regel Veränderungen der emotionalen Kontrolle, des Sozialverhaltens oder der Motivation einher.

DEMENZ-DEFINITION NACH ICD-10

Der internationalen Klassifikation von Erkrankungen (ICD-10, International Classification of Diseases) der Weltgesundheitsorganisation (WHO) zufolge ist Demenz ein Syndrom, dem eine Krankheit des Gehirns zugrunde liegt. Bei den Betroffenen sind viele sogenannte kortikale (in der Gehirnrinde verortete) Funktionen gestört. Diese schließen ein:

1. *Gedächtnis*
2. *Denkvermögen*
3. *Orientierungssinn*
4. *Auffassungsgabe*
5. *Rechenfähigkeit*
6. *Lernfähigkeit*
7. *Sprache*
8. *Urteilsvermögen*

Unterschiedliche Formen der demenziellen Veränderung

In der internationalen Klassifikation von Erkrankungen (ICD-10, International Classification of Diseases) der Weltgesundheitsorganisation (WHO) sind mehr als 20 Krankheiten gelistet, die einer Demenz zugrunde liegen können. Zahlen zur Häufigkeit der verschiedenen Demenzformen variieren in der Literatur zum Teil stark.

Nach Angaben der Alzheimer Gesellschaft, die sich auf eine Veröffentlichung aus dem Jahr 2007 beziehen, ist in 30 Prozent der Fälle Alzheimer die Ursache. Zehn Prozent der Betroffenen haben demnach Gefäßkrankheiten, bei denen es unter anderem zu Durchblutungsstörungen im Gehirn kommt. Bei 34 Prozent ist den Angaben zufolge von einer Mischform aus Alzheimer und Gefäßkrankheiten auszugehen. Alle übrigen Ursachen zusammen machen demnach einen Anteil von 26 Prozent aus.

Wir fokussieren uns auf die beiden häufigsten irreversiblen Demenzformen: Alzheimer und gefäßbedingte (vaskuläre) Demenz. Irreversibel bedeutet, dass sie unumkehrbar sind. Die Fähigkeiten der Betroffenen nehmen immer weiter ab und können in der Regel nicht wiedererlangt werden. Ausgewählte weitere und zumeist seltenere Demenzformen stellen wir in einem kurzen Überblick vor.

Alzheimer

Bei der der Alzheimer-Krankheit kommt es zu einem Verlust von Nervenzellen im Gehirn sowie der Kontaktstellen (Synapsen), über die sie miteinander verbunden sind. Betroffen davon sind in den meisten Fällen der Schläfenlappen und der Scheitellappen – also die Bereiche des Gehirns, die wir für ein funktionierendes Gedächtnis sowie unsere Sprach- und Orientierungsfähigkeit brauchen. Der Beginn ist in der Regel schleichend, das heißt, es fängt an mit einer leichten Beeinträchtigung, in den meisten Fällen des Kurzzeitgedächtnisses.

Nach und nach, mitunter erst Jahre später, machen sich im alltäglichen Leben immer mehr Beeinträchtigungen bemerkbar. Neben dem Gedächtnisverlust haben Betroffene oft Schwierigkeiten, die richtigen Worte zu finden. Neue Informationen zu verarbeiten, fällt ihnen schwer, ebenso wie Dinge planen und Probleme lösen. Sie finden sich nicht mehr so gut in ihrer Umgebung zurecht und das Zeitgefühl schwindet. Mögliche Begleiterscheinungen sind zudem unter anderem Unruhe, Antriebslosigkeit, Depressionen oder Aggressivität.

Der Verlauf ist bei allen Menschen unterschiedlich, wird aber durch einen stetigen Abbau der geistigen Fähigkeiten charakterisiert. Irgendwann sind die Einschränkungen so gravierend, dass ein eigenständiges Leben ohne Unterstützung nicht mehr möglich ist.

ALOIS ALZHEIMER

Der Psychiater und Hirnpathologe Alois Alzheimer wies 1906 erstmals die für Alzheimer typischen Veränderungen im Gehirn nach. Er dokumentierte den Fall der Patientin Auguste Deter, die im Alter von 51 Jahren von ihrem Mann in die „Städtische Anstalt für Irre und Epileptische" in Frankfurt eingeliefert wurde.
Diese litt an „geistigem Verfall", der sich unter anderem durch Gedächtnisstörungen und Verfolgungswahn äußerte. Als er nach ihrem Tod ihr Gehirn sezierte, entdeckte er unter anderem die charakteristischen Eiweißablagerungen (Amyloid-Plaques und neurofibrilläre Bündel), die noch heute eine Rolle in der Demenzforschung spielen. 1910 fand die vormals als „Greisenblödsinn" bekannte „Alzheimersche Krankheit" erstmals Erwähnung im „Lehrbuch für Studierende und Ärzte".

Vaskuläre Demenz

Unter dem Begriff vaskuläre (gefäßbedingte) Demenz fasst man verschiedene Demenzformen zusammen, deren Ursache Gefäßerkrankungen sind. Als Auslöser gelten Durchblutungsstörungen des Gehirns, die mit Schlaganfällen verbunden sein können und dazu führen, dass Nervenzellen absterben. Seltener ist die sogenannte Multi-Infarkt-Demenz. Hier erleidet das Gehirn mehrere kleine Schlaganfälle.

Die Symptome vaskulärer Demenzen sind unterschiedlich, wobei nicht die Gedächtnisstörungen an erster Stelle stehen. Vielmehr denken Betroffene oft langsam, sind antriebslos, haben Aufmerksamkeitsdefizite, Depressionen und Stimmungsschwankungen. Auch kann es zu motorischen Einschränkungen kommen.

Der Verlauf vaskulärer Demenzen ist ebenfalls nicht einheitlich. Ein allmähliches Voranschreiten ist ebenso möglich wie ein plötzlicher Beginn sowie eine stufenweise Verschlechterung. Auch kann die Leistung des Betroffenen stark schwanken, sogar innerhalb eines Tages, indem er etwa am Morgen Defizite aufweist und am Abend wieder vollkommen normal wirkt. Ein erhöhtes Risiko, eine vaskuläre Demenz zu bekommen, haben unter anderem Menschen mit Bluthochdruck, Diabetes, Übergewicht, Herz- oder Fettstoffwechselerkrankungen sowie Raucher.

Weitere Formen

Eine der selteneren Demenzformen ist die **Lewy-Körperchen-Demenz**. Ihre Symptome ähneln denen von Alzheimer, allerdings kommt es häufig zu schnellen Schwankungen der Fähigkeiten sowie der Wachheit der Betroffenen.

Auch kann es zu Halluzinationen sowie zu parkinsonähnlichen Symptomen kommen, vor allem zu zitternden Händen und steifen Bewegungen.
Bei einer **frontotemporalen Demenz** sind insbesondere die Nervenzellen im Bereich der Stirn und der Schläfen betroffen. Sie sind für die Steuerung von Gefühlen und die zwischenmenschliche Interaktion verantwortlich. Menschen mit frontotemporaler Demenz fallen häufig durch eine veränderte Persönlichkeit und ein unangebrachtes soziales Verhalten auf – sie können gleichgültig wirken, aber auch aggressiv, verletzend oder enthemmt. Gelegentlich kommt es zu Wortfindungsstörungen. Dahingegen baut das Gedächtnis erst im späteren Stadium ab. Diese Demenzform ist besonders belastend für Angehörige und Freunde. Wenn Sie vermuten, dass Ihr Partner, Elternteil oder Freund eine frontotemporale Demenz hat, versuchen Sie bitte nicht, allein damit zurechtzukommen. Unterstützung erhalten Sie etwa in Angehörigengruppen.
Das **Korsakow-Syndrom** tritt meist als Folge von jahrelangem Alkoholmissbrauch auf, seltener nach Infektionen oder Kopfverletzungen. Betroffene können sich keine neuen Informationen merken und erfinden, teils unbewusst, Inhalte, mit denen sie ihre Gedächtnislücken ausgleichen. Auch die Orientierung und die Gefühlsregulation sind bei einem Korsakow-Syndrom häufig in Mitleidenschaft gezogen. Betroffene haben mitunter starke Gefühlsschwankungen, sind euphorisch oder distanzlos.

Die Diagnose

In der Diagnostik geht es zunächst darum, ein Demenz-Syndrom festzustellen und behandelbare Erkrankungen oder den akuten Verwirrtheitszustand Delir auszuschließen. Im nächsten Schritt ist in der Regel das Ziel, die Ursache und den Schweregrad der Demenz zu ermitteln. Auf dieser Basis lassen sich Prognosen abgeben und Behandlungsmöglichkeiten einschätzen. Beim Verdacht auf eine Demenz ist der Hausarzt die erste Anlaufstelle. Dieser kann den Patienten dann an einen Facharzt (zum Beispiel einen Neurologen) überweisen. Eine Alternative sind die auf Gedächtnisstörungen spezialisierten Gedächtnissprechstunden, Gedächtnisambulanzen oder Memory-Kliniken an großen Krankenhäusern.

Oft ist es bei einer Demenz das engste Umfeld, das erste Veränderungen bemerkt. Begleiten Sie daher Ihren Angehörigen zu den Terminen. Beachten Sie dabei stets, dass für diagnostische Verfahren die Zustimmung des Betroffenen oder seines rechtlichen Betreuers nötig ist.

Neben Gesprächen zu aktuellen Veränderungen und der Krankheitsgeschichte stehen bei der Diagnostik unter anderem körperliche Untersuchungen sowie bei Bedarf bildgebende Verfahren wie eine Computertomografie (CT) oder eine Magnetresonanztomografie (MRT) auf dem Plan. Ergänzend werden neuropsychologische Tests durchgeführt.

Der Uhrentest

Ein simpler und häufig angewandter Schnelltest, um Hinweise auf eine Demenz zu erhalten, ist der sogenannte Uhrentest. Davon gibt es mehrere Varianten, aber in der Regel händigt der Arzt dem Patienten ein Blatt Papier aus, auf dem sich ein leerer Kreis befindet. Er bittet ihn, in den Kreis eine Uhr und eine vorgegebene Uhrzeit zu zeichnen – mit allen notwendigen Zahlen und Zeigern.
Wie gut oder schlecht dem Patienten das gelingt, sagt etwas über verschiedene geistige Fähigkeiten aus, zum Beispiel, ob er eine Anleitung versteht, wie strukturiert er eine Handlung plant und ausführt und ob sein visuelles Gedächtnis funktioniert. Wichtig ist, dass der Uhrentest nur Anhaltspunkte für eine Demenz liefern kann, für eine abschließende Diagnostik aber zusätzliche Untersuchungen notwendig sind. Weitere Tests sind der Mini-Mental-Status-Test und der Demenz-Detection-Test.

Andere Ursachen ausschließen

Bei der Diagnostik ist es wichtig, ein besonderes Augenmerk auf mögliche behebbare Ursachen der Verwirrtheit zu legen. Gelingt es, diese zu diagnostizieren, können die geistigen Fähigkeiten mit der richtigen Therapie verbessert oder sogar wiederhergestellt werden.

Als häufigste behebbare Ursachen gibt die Deutsche Alzheimer Gesellschaft an:

- Depression
- Normaldruckhydrozephalus (Abflussbehinderung des Nervenwassers, auch Altershirndruck genannt)
- Blutungen innerhalb des Schädels
- Operable Tumore
- Infektionen des Gehirns (zum Beispiel Herpes-simplex-Enzephalitis)
- Vitaminmangelzustände (zum Beispiel B_{12} oder Folsäure)
- Hormonmangelzustände (zum Beispiel des Schilddrüsenhormons)
- Medikamentenmissbrauch (zum Beispiel Beruhigungs- oder Schlafmittel)

Mit der Diagnose umgehen

Bestätigt sich die Diagnose Demenz, fühlen sich Betroffene und ihre Angehörigen meist befreit und schockiert zugleich. Einerseits ist es eine Erleichterung, endlich Gewissheit zu haben und die nächsten Schritte planen zu können. Andererseits kann eben diese Gewissheit Gefühle wie Verlustangst, Wut und Trauer, aber auch Schuld und Scham auslösen. Vor allem Menschen mit einer beginnenden Demenz scheuen sich häufig davor, offen mit der Diagnose umzugehen, und flüchten sich stattdessen in Ausreden

oder ziehen sich immer weiter aus ihrem persönlichen Umfeld zurück. Das erhöht den Leidensdruck oft unnötig, zumal ein offener Umgang mit einer demenziellen Veränderung in vielen Fällen verständnisvoll aufgenommen wird. Dennoch möchten wir Sie unbedingt ermuntern, die Wünsche des Betroffenen zu respektieren und ihn in seiner Selbstbestimmung zu stärken.
Gleichzeitig ist eine Demenz aber nicht allein die Angelegenheit des Betroffenen. Ganz besonders für Lebenspartner und andere enge Angehörige ist die Situation oft mindestens genauso belastend. Suchen Sie daher, wenn nötig unter dem Siegel der Verschwiegenheit, das Gespräch mit vertrauten Menschen. Unterstützung und Beratung erhalten Sie auch bei der Deutschen Alzheimer Gesellschaft – für die meisten Betroffenen die erste Anlaufstelle. Die Selbsthilfeorganisation ist in ganz Deutschland mit zahlreichen lokalen Angeboten und Gruppen aktiv. Weitere Beratung bieten etwa die bundesweiten Pflegestützpunkte der Kranken- und Pflegekassen (siehe S. 122).

Begutachtung durch die Pflegekasse

Seit der Pflegereform im Jahr 2017 erhalten Menschen mit Demenz leichter einen Pflegegrad. Das heißt, sie haben Anspruch auf Leistungen der Pflegeversicherung. Die Höhe richtet sich nach ihren Fähigkeiten und dem Grad ihrer

Selbstständigkeit. Ist der Antrag bei der Pflegekasse gestellt, stattet ein Gutachter dem Betroffenen einen Besuch in seinem Zuhause ab, um den Pflegegrad zu ermitteln.

Wenn Sie mit dem Betroffenen zusammenleben, stellen Sie sicher, dass Sie bei dem Gutachten anwesend sind. Wohnt Ihr Angehöriger allein, ist es ebenfalls ratsam, dass Sie oder eine andere Bezugsperson ihn begleiten und unterstützen. Menschen mit Demenz neigen manchmal dazu, ihre Einschränkungen herunterzuspielen – besonders in der Anfangsphase. Sorgen Sie dafür, dass der Gutachter einen realistischen Eindruck von der Situation erhält. Ergänzen Sie bei Bedarf die Aussagen des Betroffenen – wenn möglich im vertraulichen Gespräch mit dem Gutachter, damit Ihr Angehöriger sich nicht „vorgeführt" fühlt. Wenn die Leistungen der Person mit Demenz schwanken, kann es auch hilfreich sein, im Vorfeld einige Situationen zu dokumentieren, in denen Defizite deutlich geworden sind.

Antragsteller und pflegende Angehörige, die Hilfe und Beratung benötigen, haben Anspruch auf eine Pflegeberatung. Nehmen Sie diese Gelegenheit vor dem Gutachten wahr. Die Pflegekasse kann Ihnen entweder einen Termin bei einem Berater vermitteln oder einen Beratungsgutschein ausstellen, den Sie bei einer unabhängigen Beratungsstelle einlösen können.

Menschen mit Demenz pflegen und versorgen

Auch wenn es zu Beginn kaum vorstellbar ist – über kurz oder lang werden die Beeinträchtigungen Ihres Angehörigen mit Demenz wahrscheinlich so weit voranschreiten, dass er nicht mehr allein im Alltag zurechtkommt. Typische Anzeichen dafür, dass dieser Punkt erreicht ist, sind etwa, wenn Betroffene Essen auf dem Herd vergessen und dadurch Brandgefahr entsteht, oder wenn sie von der Polizei oder Fremden nach Hause gebracht werden müssen, weil sie die Orientierung verloren haben. Wenn ein eigenständiges Leben nicht mehr möglich ist, stehen verschiedene Versorgungsformen zur Auswahl, die wir hier vorstellen.

Pflegende Angehörige

In den Medien gern als „größter Pflegedienst der Nation" bezeichnet, versorgten Angehörige drei Viertel der pflegebedürftigen Menschen in Deutschland allein oder überwiegend allein, wie das Statistische Bundesamt im Jahr 2019 mitteilte. Bei Menschen mit Demenz sind dies in der Regel die Ehe- oder Lebenspartner oder erwachsenen Kinder. Die Pflege und Betreuung eines Betroffenen können auf die Dauer sehr belastend sein und gesundheitliche Folgen haben. Wenn Sie eine Pflegeperson sind, zögern Sie bitte nicht, sich Unterstützung durch weitere Angehörige, Freunde oder professionelle Pflegeanbieter zu holen. Informationen zu Entlastungsangeboten für pflegende Angehörige finden Sie im Kapitel 3 ab S. 113.

Ambulanter Pflegedienst

Wenn Menschen mit Demenz bei einigen Dingen professionelle Unterstützung benötigen, ansonsten aber noch gut allein oder mit der Hilfe von Angehörigen und Freunden zurechtkommen, ist ein ambulanter Pflegedienst eine sinnvolle Ergänzung. Zu den Leistungen gehören etwa Ankleiden, Körperpflege oder das Verabreichen von Medikamenten. Aber auch Hilfe im Haushalt bei der Bewältigung alltäglicher Aufgaben sowie Betreuungsleistungen sind möglich. Bei Bedarf kommen die Mitarbeitenden des Pflegedienstes sogar mehrmals täglich zu ihren Kunden nach Hause. Da sich die einzelnen Pflegedienste oft stark in Qualität und Leistungen unterscheiden, vergleichen Sie vorab mehrere Anbieter und vereinbaren Sie, wenn möglich, zuerst ein unverbindliches Beratungsgespräch. Wenn Sie Kunden von Pflegediensten in Ihrer Umgebung kennen, fragen Sie nach deren Erfahrungen.

Tages- oder Nachtpflege

Einen Schritt weiter gehen die teilstationären Tages- oder Nachtpflegeangebote. Sie richten sich ebenfalls an pflegebedürftige Menschen, die zu Hause wohnen. Leben sie zum Beispiel allein, ist die Pflegeperson berufstätig oder braucht Zeit für sich, können sie dort täglich (meist von Montag bis Freitag) oder an einzelnen Tagen für mehrere Stunden betreut werden. Für gewöhnlich werden die sogenannten Tages- oder Nachtgäste mit einem behindertengerechten Fahrzeug zu Hause abgeholt und nach der Betreuung wieder zurückgebracht.

24-Stunden-Pflege

Für Menschen mit Demenz, die rund um die Uhr Betreuung benötigen, kann auch eine 24-Stunden-Pflege eine Lösung sein. Dabei ziehen Pflegekräfte, die oftmals aus Osteuropa stammen, für gewöhnlich für mehrere Monate bei den pflegebedürftigen Menschen ein. Sie unterstützen sie im Alltag, etwa beim Waschen, Anziehen und Essen, begleiten sie zum Arzt oder zu Freizeitaktivitäten.

Diese Versorgungsform ist umstritten, da die Anbieter oft mit ausländischen Firmen zusammenarbeiten und sich eine Qualitätskontrolle schwierig gestaltet. Auch können die Arbeitsbedingungen für die – in vielen Fällen ungelernten – Pflegekräfte prekär sein. Wenn Sie eine 24-Stunden-Pflege in Betracht ziehen, informieren Sie sich vorher unbedingt möglichst umfassend und vergleichen Sie mehrere Anbieter.

Demenz-WG

Eine immer beliebtere Versorgungsform sind Wohngemeinschaften für Menschen mit Demenz – kurz: Demenz-WGs. In den Wohnungen oder Häusern leben für gewöhnlich etwa sechs bis zwölf Personen zusammen. Die geringe Bewohnerzahl macht oft eine individuellere Betreuung möglich als in großen Pflegeheimen.

Wohngemeinschaften gelten als ambulante Wohnform: Die Bewohner mieten jeweils ein Zimmer und schließen unabhängig davon Verträge mit ambulanten Pflegediensten ab, die sich um ihre Pflege und Versorgung kümmern. Die Gemeinschaftsräume, üblicherweise ein Wohnzimmer sowie eine geräumige Wohnküche, die hauswirtschaftliche Versorgung und Betreuungsleistungen werden in der Regel von allen geteilt. Es gibt zwei verschiedene Typen von Wohngemeinschaften: selbstorganisierte WGs, in denen die Bewohner, ihre Angehörigen oder Betreuer die Regeln bestimmen, und trägerorganisierte WGs, die oft von einem ambulanten Pflegedienst betrieben werden.

Pflegeheim

Stationäre Pflegeheime bieten eine „All-inclusive-Versorgung“ für pflegebedürftige Menschen an. Diese beinhaltet die Unterbringung in einem Ein- oder Zweibettzimmer, in der Regel fünf Mahlzeiten am Tag, die Pflege der Bewohner, eine Alltagsbegleitung, soziale Betreuung sowie ein vielfältiges Freizeit- und Kulturprogramm. Oftmals gibt es auch einen Friseur sowie eine Auswahl an Ärzten, Fußpflegern und Therapeuten, die ihre Dienste vor Ort anbieten. Viele Pflegeheime haben spezielle Konzepte und Angebote für Menschen mit Demenz entwickelt. So gibt es zum Beispiel Wohngruppenkonzepte, das bedeutet, dass die Menschen in dezentralen Wohngruppen gemeinsam leben.
Da ein Umzug in ein Pflegeheim einen hohen organisatorischen und emotionalen Aufwand bedeutet, sollte das gewählte Heim das für Ihren Angehörigen passende sein. Sprechen Sie mit anderen Angehörigen über ihre Erfahrungen, fragen Sie nach speziell im Umgang mit Demenz geschulten Mitarbeitern und gehen Sie inkognito in das Heim Ihrer Wahl, um den Umgang der Menschen untereinander sowie die Art und Weise der Kommunikation der Mitarbeiter mit den Bewohnern zu erleben.

Therapie und Förderung für Ihren Angehörigen

Eine Demenz ist irreversibel. Das bedeutet, sie ist unumkehrbar und kann nach aktuellem Kenntnisstand der Medizin nicht geheilt werden. Ein Grund, nach der Diagnose den Kopf in den Sand zu stecken und auf den immer weiter fortschreitenden geistigen Abbau zu warten, ist das aber freilich nicht. Denn obschon es keine „Pille" dagegen gibt, können Menschen mit Demenz und ihr Umfeld sehr viel tun, um auch mit zunehmenden Einschränkungen ein lebenswertes Leben zu führen.

In einigen Fällen können die Maßnahmen sogar dazu beitragen, das Fortschreiten der Demenz zu verlangsamen. Welches aber ist die richtige Therapie oder Förderung? Die Antwort auf diese Frage ist so individuell, wie jeder Mensch mit Demenz es ist. Und so gibt es auch ganz unterschiedliche Konzepte, eine demenziell veränderte Person zu stärken – dazu gehören Biografiearbeit, Snoezelen, Basale Stimulation, Tiertherapie oder Humor. In vielen Fällen ist auch eine Kombination aus verschiedenen Ansätzen sinnvoll.

Dies sind aus unserer Sicht wichtige Möglichkeiten der Therapie und Förderung bei Demenz. Wenn Sie darüber nachdenken, eine oder mehrere dieser Methoden zu Hause mit Ihrem Angehörigen aufzugreifen, lassen Sie sich bitte vorher von Fachleuten beraten – zum Beispiel von spezialisierten Ergotherapeuten oder Pflegekräften oder in Beratungsstellen von Organisationen wie der Alzheimer Gesellschaft.

Den Betroffenen in seiner Einzigartigkeit erkennen – der personzentrierte Ansatz

Wer sich mit der Pflege und Begleitung von Menschen mit Demenz beschäftigt, dem begegnet früher oder später der Begriff „personzentriert". Eine einheitliche Definition gibt es dafür nicht – für die Pflege ist aber vor allem der „person-zentrierte Ansatz" des britischen Psychologen Tom Kitwood prägend gewesen.

Dahinter verbirgt sich die Grundhaltung, nicht die Einschränkungen, sondern den Betroffenen in seiner Einzigartigkeit in den Blick zu nehmen. Welche seelischen Bedürfnisse hat die Person? Gelingt es, diese zu erkennen und zu befriedigen, kann sich dies positiv auf den Verlauf der Demenz auswirken. Die personzentrierte Pflege von Menschen mit Demenz orientiert sich an ihrem persönlichen Unterstützungsbedarf. Aus den vielen verschiedenen Formen der Therapie, Förderung und der Aktivitäten werden die für den Betroffenen individuell passenden ausgewählt und angewandt. Zentral für eine personzentrierte Begleitung sind Beziehungen der Menschen mit Demenz zu ihren Pflege- oder Bezugspersonen sowie positive Interaktionen mit diesen.

Tipp: Versuchen Sie, sich in die Lebenswelt Ihres Angehörigen hineinzuversetzen und nachzuvollziehen, wie er seine Umwelt wahrnimmt und welche Gefühle und Bedürfnisse dies bei ihm auslöst. Unsere Erfahrungen haben gezeigt, dass Menschen mit Demenz Gefühle meist noch sehr bewusst empfinden, manchmal sogar besser als zuvor, während die geistigen Fähigkeiten allmählich schwinden. Indem Sie auf die emotionalen Bedürfnisse des Betroffenen eingehen, wird eine Form der Kommunikation möglich, die nicht oder nicht nur auf der Verstandesebene stattfindet, sondern die Person als Ganzes wahrnimmt.

Wenn der Betroffene professionelle Pflege erhält, achten Sie darauf, ob bei der Gestaltung eines personzentrierten Pflegeplans Bezugspersonen wie Angehörige und Therapeuten einbezogen werden. Tauschen Sie sich eng mit den Pflegekräften aus, die sich um Ihren Angehörigen kümmern.

Biografische Informationen sammeln und Erinnerungen pflegen

Als Angehöriger oder Freund wissen Sie recht viel über die Biografie und Lebenswelt des Menschen mit Demenz, den

Sie begleiten. Anders verhält es sich mit professionell Pflegenden, die an der Versorgung zu Hause, in einer Tages- oder Nachtpflege, einem Pflegeheim oder anderen Wohnformen beteiligt sind. Damit sie die Verhaltensweise Ihres Angehörigen verstehen und einordnen sowie sich in seine innere Welt einfühlen können, sind sie auf Ihre Unterstützung angewiesen.

So ist es in vielen Pflegeheimen üblich, den Angehörigen bei der Aufnahme einen Biografie-Erfassungsbogen vorzulegen. Darin sowie im direkten Austausch mit dem Betroffenen und seinen engsten Bezugspersonen sammeln die Pflegenden wichtige biografische Informationen – zum Beispiel darüber, was die Person mag oder nicht und welche Gewohnheiten sie pflegte. Wenn keine Angehörigen da sind und der Betroffene sich nicht zu seiner Biografie äußern kann oder will, können stattdessen auch Beobachtungen zum Einsatz kommen. Die biografischen Informationen liefern wichtige Hinweise, um die Begleitung des Menschen mit Demenz passend zu seinen persönlichen Bedürfnissen zu gestalten. Sie helfen dabei, eine Umgebung zu schaffen, in der er sich wohlfühlt. Auch individuelle Therapie- und Beschäftigungsangebote sind auf dieser Basis möglich.

Eine in Pflegeeinrichtungen vielfach angewandte Methode ist die sogenannte Erinnerungspflege in der Gruppen- oder Einzelbetreuung. Dabei werden Gespräche über Themen geführt, die bei den Teilnehmenden positive Gefühle aus-

EINIGE TIPPS:

- *Wählen Sie nur Themen aus, von denen Sie wissen, dass Ihr Angehöriger damit positive Erinnerungen verbindet. Vermeiden Sie Gespräche über schmerzhafte oder traumatische Erfahrungen.*
- *Als maximale Zeit für Gespräche über Erinnerungen haben sich anderthalb Stunden bewährt.*
- *Setzen Sie Hilfsmittel ein, die ein sinnliches Erinnern ermöglichen, zum Beispiel Fotoalben, Bücher, Musik oder auch Düfte, Speisen oder Dinge, die Sie in der Natur gesammelt haben.*
- *Reagieren Sie auf die Erinnerungen, die Ihr Angehöriger mit Ihnen teilt. Drücken Sie mit Aussagen wie „Das habe ich auch immer gemocht“, „Da hast du dich bestimmt sehr gefreut“ oder „Das war sicher nicht einfach für dich“ Bestätigung oder Bedauern aus.*
- *Wenn eine Erinnerung versehentlich negative Gefühle oder sogar eine Krise oder Depression auslöst, vermeiden Sie das Thema. Ziehen Sie bei Bedarf einen Experten wie einen Arzt, Psychologen, Therapeuten oder eine Pflegefachkraft zu Rate.*
- *Wenn Sie feststellen, dass Ihr Angehöriger sich nicht gern erinnert und keine Freude an der Erinnerungspflege hat, akzeptieren Sie dies.*

lösen, etwa die Kindheit, Reisen oder Hobbys. Häufig kommen dabei Gesprächsauslöser, sogenannte Trigger, zum Einsatz. Das kann beispielsweise der Geruch von frisch gebackenem Brot sein, ein Lied aus vergangenen Zeiten oder ein alter Lederkoffer. Auch bei einem Menschen mit Demenz, der zu Hause lebt, können Sie Erinnerungspflege anwenden.

Neuronale Verbindungen stärken mit Musiktherapie

Musiktherapie wird definiert als eine therapeutische Methode zur Wiederherstellung, Förderung und Erhaltung seelischer, körperlicher und geistiger Gesundheit. Musik hat erwiesenermaßen einen Einfluss auf die Hirnstruktur und kann einen Zugang zu Gefühlen und Erinnerungen schaffen.

Selbst im fortgeschrittenen Stadium einer demenziellen Entwicklung können Menschen mit Demenz noch über Musik erreicht werden, sich daran erfreuen und ein Lied erkennen, wenn es sich um ein bekanntes Stück handelt. Und nicht nur das: Oft beherrschen sie noch Melodien und Texte von Liedern aus ihrer Kindheit und Jugend. Betroffene, die ihre Sprache nach und nach verlieren, sind in vielen Fällen bei bekannten Liedern in der Lage, etliche Strophen textsicher mitzusingen.

Wie Neurologen nachgewiesen haben, werden hierbei bestehende neuronale Verbindungen gestärkt und manchmal sogar neue angelegt. Auch Ängste, Unruhezustände und herausfordernde Verhaltensweisen lassen sich mithilfe der Musiktherapie reduzieren. Ein weiteres Ziel der Musiktherapie ist es, die Konzentrationsfähigkeit des Betroffenen zu steigern. Die Gruppentherapie, in der unter anderem gemeinsam improvisiert, zusammen gesummt oder gesungen wird, stärkt die Selbstwahrnehmung der Betroffenen und vermag sie aus ihrer Isolation und Einsamkeit herauszuholen.
Oftmals werden in der Musiktherapie besondere Musikinstrumente eingesetzt, die leicht zu spielen sind, wie Trommeln, Xylophone oder Triangeln. Darüber hinaus gibt es spezielle Therapieinstrumente, unter anderem eine Körpertambura, die der Therapeut auf den Rumpf auflegt und dort spielt. Die sanften Schwingungen entspannen, stimulieren und lösen im besten Fall Blockaden auf. Über die Resonanz kann ein geübter Therapeut hören, wo sich besondere Verspannungen befinden, und diese dann gezielt bearbeiten.

Snoezelen – Entspannung ermöglichen

Das Wort „Snoezelen“ wird „snuselen“ ausgesprochen und ist ein Kunstwort, zusammengesetzt aus den niederländischen Begriffen „snuffelen“ (schnüffeln) und „doezelen“ (dösen). Es bezeichnet ein Konzept, das ursprünglich für Menschen mit schwerer Behinderung entwickelt wurde: In einem sogenannten Snoezelen-Raum sorgen Elemente wie Lichtspiele, Lavalampen, bequeme Sitz- und Liegemöglichkeiten, mit Tüchern abgehängte Decken, beruhigende Aromen und sanfte Musik für Entspannung, Regeneration und sinnliches Erleben.

Mittlerweile kommen solche Räume in den verschiedensten Bereichen zum Einsatz – unter anderem in Kindertagesstätten oder Einrichtungen der Altenpflege. Zudem gibt es Abwandlungen in Form von Snoezelen-Ecken oder mobilen Snoezelen-Wagen, mit denen auch die Zimmer von bettlägerigen Menschen in kleine Snoezelen-Oasen verwandelt werden können.

Bei Menschen mit Demenz kann das Snoezelen das Wohlbefinden fördern. Es kann aber auch passieren, dass sie sich von den vielen Reizen überfordert fühlen – hier gilt es zu entscheiden, ob und für wen dieses Angebot im Einzelfall passend ist.

Die Sinne anregen mit „Basaler Stimulation“

Ebenfalls aus der Arbeit mit schwerbehinderten Menschen, in diesem Fall mit Kindern, stammt das Konzept der Basalen Stimulation. Entwickelt wurde es in den

1970er-Jahren von dem Professor für Sonderpädagogik Andreas Fröhlich, der es mit der Pflegewissenschaftlerin Christel Bienstein auf die Pflege übertragen hat. Dort wird es auch bei Menschen mit Demenz angewandt. Es eignet sich vor allem für Betroffene im fortgeschrittenen Stadium, wenn diese nur noch sehr eingeschränkt kommunizieren, sich bewegen und die Außenwelt wahrnehmen können.

Bei der Basalen Stimulation kommen gezielte Sinnesanregungen zum Einsatz, die an frühe Wahrnehmungserfahrungen anknüpfen sollen. Das können Berührungen sein: mit den Händen oder mit Gegenständen wie einer Feder, aber auch Körperwaschungen und die behutsame Bewegung von Körperteilen. Den Geschmackssinn anregen können Speisen wie Obststücke oder Gummibärchen, die auf einem Mulltupfer oder Ähnlichem in die Wange der Person gelegt werden. Aromen und Düfte stimulieren zudem den Geruchssinn, Musik oder Geräusche das Gehör und farbige Motive oder Fotos die Augen.

Es ist wichtig, dass die Person, von der die Stimulation ausgeht, sich in den Empfänger einfühlt und aufmerksam beobachtet, welche Reaktionen er zeigt. Biografisches Wissen kann ebenfalls hilfreich sein, um die Sinnesanregungen individuell anzupassen. Die Basale Stimulation wird in der Regel von speziell dafür geschulten Pflegekräften ausgeführt. Diese können auch Angehörige anleiten, sie bei den Sinnesanregungen zu unterstützen.

Medikamentöse Behandlung

Medikamente, mit denen sich eine Demenz vollständig aufhalten oder heilen lässt, gibt es bisher nicht. Es existieren aber einige Präparate, mit denen, vor allem bei einer Alzheimer-Demenz, der Abbau der geistigen Fähigkeiten sich etwas verlangsamen lässt und Betroffene länger eigenständig im Alltag zurechtkommen können. Bei der Einnahme kann es zu Nebenwirkungen kommen, die sich negativ auf den Allgemeinzustand der Person mit Demenz auswirken – unter anderem Appetitlosigkeit, Schwindel oder Übelkeit. Hier gilt es abzuwägen, wie hoch der tatsächliche Nutzen für die Betroffenen ist.

Eine weitere Möglichkeit ist die medikamentöse Behandlung von psychischen Symptomen, unter anderem Depressionen, Unruhezuständen, Antriebslosigkeit oder aggressives Verhalten. Diese Medikamente haben ebenfalls eine Reihe von Nebenwirkungen und sollten nur dann in Erwägung gezogen werden, wenn alle nichtmedikamentösen Möglichkeiten ausgeschöpft sind. Kontrovers diskutiert wird die Wirkung von Naturheilmitteln bei Demenz, insbesondere von Präparaten aus Ginkgo Biloba. Der Leitlinie „Demenzen“ aus dem Jahr 2016 zufolge gibt es Hinweise zur Wirksamkeit eines daraus hergestellten Extrakts (EGb 761) auf die geistigen Fähigkeiten von Menschen mit leichter bis mittelgradiger Demenz vom Alzheimer-Typ oder mit vaskulärer Demenz.

Weitere Formen der Therapie und Förderung

Neben den oben genannten Methoden gibt es zahlreiche weitere Ansätze, die sich in der Begleitung von Menschen mit Demenz bewährt haben. Darunter die **tiergestützte Therapie**, die sich in Pflegeeinrichtungen großer Beliebtheit erfreut. Dafür kommen Therapeuten in Begleitung eines oder mehrerer zahmer Tiere in die Einrichtung. Bei den Tieren handelt es sich oft um spezielle Therapiehunde, aber auch Ponys oder Alpakas und weitere Tiere haben sich bewährt. Die Begegnung mit Tieren kann die Betroffenen unter anderem aktivieren, Erinnerungen wecken und zu ihrem Wohlbefinden beitragen.

Ein weiterer Ansatz ist **Humor in der Pflege**. Dieser kann sich positiv auf Körper, Geist, Seele und das soziale Miteinander auswirken. Möglichkeiten, Humor im Alltag einzusetzen, sind etwa lustige Bücher, Hörspiele oder Videos, das Erzählen von Witzen und Anekdoten oder Verkleideaktionen. Auch Besuche von sogenannten „Klinik-Clowns" kommen bei einigen Menschen mit Demenz gut an. Diese können Betroffene aufheitern und ihnen dabei helfen, mit schwierigen Situationen gelassen umzugehen. Die spaßigen Aktivitäten haben inzwischen einen prominenten Befürworter: Der Arzt und Buchautor Eckart von Hirschhausen gründete 2008 die Stiftung „Humor hilft heilen", die sich der Förderung von Humor in Pflege und Medizin verschrieben hat.

Die rechtliche Seite

Es gibt rechtliche Themen, die im Umgang mit Menschen mit Demenz eine große Rolle spielen. Wenn Ihr Angehöriger im Lauf der demenziellen Veränderung in seiner Urteils- und Entscheidungsfähigkeit unsicher wird, ist es für Sie wichtig, handlungsfähig zu sein. Es gibt so viele Dinge zu regeln, dass es eine große Erleichterung ist, wenn Sie sich nicht noch aufwendig informieren müssen, wie Sie im Sinne Ihres Angehörigen Entscheidungen treffen können und dürfen.

Was Ihnen erlaubt ist, mit welchen Dokumenten Sie sich absichern können und was trotz aller Vollmachten nicht gestattet ist, fassen wir in diesem Abschnitt für Sie zusammen. Diese Ausführungen ersetzen keine rechtliche Beratung. Bei weitergehenden Fragen kontaktieren Sie einen mit dem Thema „Rechtliche Vertretung und Vollmachten" vertrauten Juristen.

Vollmachten

Vorsorgevollmacht

Mit einer Vorsorgevollmacht erteilt Ihr Angehöriger Ihnen oder einer anderen Person vorsorglich das Recht, ihn bei zunehmender Beeinträchtigung in bestimmten Angelegenheiten zu vertreten. Im Fall einer später eintretenden Geschäfts- und/oder Einwilligungsunfähigkeit – zum Beispiel durch den altersbedingten Abbau von geistigen Fähigkeiten – kann der Bevollmächtigte auf diese Weise in seinem Namen handeln.

Üblicherweise wird in der Vorsorgevollmacht auch eine Person benannt, die die gesetzliche Vertretung übernehmen soll, sofern eine solche notwendig wird. Diese Vertreter werden als rechtliche Betreuer bezeichnet und von einem Betreuungsgericht ernannt (siehe Abschnitt Rechtliche Betreuung). Dieses muss den Wunsch des Betroffenen erfüllen, wenn keine gravierenden Gründe dagegensprechen. Ein aktuelles Formular finden Sie auf der Seite des Bundesministeriums für Justiz (siehe Hilfreiche Adressen ab S. 122).

Generalvollmacht

Die Generalvollmacht stellt die größtmögliche Übertragung von Entscheidungsbefugnissen dar. Sie versetzt die bevollmächtigte Person in die Lage, den Vollmachtgeber in allen rechtlichen und persönlichen Angelegenheiten zu vertreten. Aufgrund der weitreichenden Rechte des Bevollmächtigten ist es sinnvoll, sich dazu vorab von einem Juristen beraten zu lassen.

Die größte Sicherheit haben Sie, wenn auch das Aufenthaltsbestimmungsrecht in die Vollmacht aufgenommen wird. Dieses ermöglicht es dem Bevollmächtigten, ohne richterlichen Beschluss den Aufenthaltsort Ihres Ange-

hörigen festzulegen – und zum Beispiel den Umzug in ein Pflegeheim zu bestimmen.
Lassen Sie die Generalvollmacht von einem Notar beurkunden. Eine notariell beurkundete Generalvollmacht wird von allen Geschäftspartnern anerkannt, beispielsweise von Banken, Krankenhäusern, Pflegenden, Ärzten und Therapeuten. Der Vollmachtgeber muss zum Zeitpunkt der Vollmachterteilung geschäftsfähig sein – das heißt, dass er Rechtsgeschäfte inhaltlich verstehen und die Folgen abschätzen kann.

Rechtliche Betreuung

Ein rechtlicher Betreuer wird nur dann bestellt, wenn eine erwachsene Person aufgrund einer psychischen Krankheit oder einer körperlichen, geistigen oder seelischen Behinderung ihre Angelegenheiten ganz oder teilweise nicht besorgen kann. Er darf nur für Aufgabenkreise bestellt werden, in denen eine Betreuung tatsächlich erforderlich ist. Wenn Ihr Angehöriger zum Beispiel seine Bankangelegenheiten nicht mehr selbstständig handhaben kann, wird der rechtliche Betreuer speziell für die Vermögensangelegenheiten bevollmächtigt.
Ein Betreuer wird vom Betreuungsgericht, einer Abteilung des Amtsgerichts, für genau definierte Aufgabenbereiche eingesetzt. Dies erfolgt stets nach einer Begutachtung

durch einen unabhängigen Sachverständigen. Es gibt Betreuungen für

- Vermögensangelegenheiten
- Gesundheitsangelegenheiten
- Fragen des Aufenthalts
- Wohnungsangelegenheiten
- Vertretung gegenüber Behörden
- Fernmeldeverkehr, zum Beispiel Entgegennahme, Öffnen und Anhalten von Post

Eine rechtliche Betreuung wird grundsätzlich auf sechs Monate befristet und dann erneut überprüft. Sofern das Gericht eine dauerhafte Betreuung festlegt, wird diese auf längstens sieben Jahre ausgesprochen und anschließend wieder überprüft. Kommt es zu einer Betreuung, heißt dies nicht, dass Ihr Angehöriger automatisch als geschäftsunfähig gilt.

Es ist die Aufgabe des rechtlichen Betreuers, immer im Sinne des Betreuten zu handeln. Er hat den Wünschen des Betroffenen zu entsprechen. Seine eigene Vorstellung, was das Beste für diesen Menschen sein mag, muss er zurückstellen. Bevor er wichtige Angelegenheiten für den Betreuten erledigt, bespricht er sie mit ihm. Als rechtliche Betreuer werden sowohl Angehörige als auch Berufsbetreuer eingesetzt. Wir empfehlen Ihnen, genau abzuwägen, ob Sie die Aufgaben eines Bevollmächtigten oder rechtlichen Betreuers Ihres Angehörigen übernehmen wollen und diesen gewachsen sind. Machen Sie sich klar, was das für Sie konkret bedeuten würde, und spielen Sie vorab einige mögliche Szenarien durch. Vor allem die Vorgabe, im Sinne des Betroffenen zu handeln und nicht so zu entscheiden, wie sie selbst es für richtig halten, fällt Angehörigen häufig schwer und kann zu inneren und äußeren Konflikten führen. Insbesondere bei der rechtlichen Betreuung kann es daher in manchen Fällen sinnvoll sein, einen unabhängigen Berufsbetreuer einzusetzen und sich selbst auf die emotionale und soziale Begleitung des Angehörigen zu konzentrieren. Wenn Sie unsicher sind, besprechen Sie diese Frage mit Angehörigen und Freunden oder suchen Sie Rat bei Fachleuten.

Selbstbestimmung und Sicherheit des Angehörigen abwägen

Ein wichtiger Aspekt der Begleitung von Menschen mit Demenz ist die Balance zwischen Sicherheit und Selbstbestimmung. Betroffene entwickeln oftmals einen hohen Bewegungsdrang, während sie sich immer schlechter in Ihrer Umgebung und im Straßenverkehr zurechtfinden. Viele Menschen mit Demenz verlernen die korrekte Bedienung von Haushaltsgeräten.
Wenn dann noch der Haustürschlüssel zum wiederholten Mal verschwunden ist, stehen Sie vor der Aufgabe, Lösungen zu finden.

Zunächst einmal klären Sie für sich, wie viel Selbstbestimmung Ihres Angehörigen Sie verantworten können und wollen – zumal, wenn er dadurch möglicherweise sich selbst oder andere gefährdet. Wenn Sie sich dazu entschließen, mithilfe von technischen Vorrichtungen die Selbstbestimmung und Handlungsfreiheit Ihres Angehörigen einzuschränken, ist dies eine freiheitsentziehende Maßnahme. Diese müssen Sie generell beim Amtsgericht beantragen. Voraussetzung für die Genehmigung ist, dass sich Gefahren auf keine andere Art und Weise abwenden lassen. Wichtig ist zu beachten, dass viele Handlungen, die früher selbstverständlich waren, heutzutage als Freiheitseinschränkung gelten. Auch die Anbringung eines Bettgitters oder Rollstuhltisches gilt als freiheitsentziehende Maßnahme und ist genehmigungspflichtig.

In der Anfangsphase der Demenz ist es oftmals noch möglich, über bestimmte Maßnahmen mit Ihrem Angehörigen zu sprechen und eine Einigung zu erzielen. Alle Maßnahmen, denen Ihr Angehöriger ausdrücklich zustimmt, sind erlaubt. Die Zustimmung kann er auch durch sein Verhalten äußern. Einschränkungen, die der Zeitersparnis dienen oder die Pflege erleichtern können, sind hingegen nicht gestattet.

Wenn Ihr Angehöriger einen hohen Bewegungsdrang oder eine starke Unruhe an den Tag legt, suchen Sie den Rat des behandelnden Arztes oder der Pflegefachkräfte. Diese können Ihnen Alternativen zu einem Freiheitsentzug aufzeigen. Im Kapitel 2 ab S. 71 finden Sie zudem Hinweise auf technische Hilfsmittel.

Bitte beachten Sie: Eine Einschränkung der Freiheit liegt nur dann vor, wenn sie vom Betroffenen auch ausgelebt werden könnte. Wenn Sie zum Beispiel ein Trickschloss in die Wohnungstür einbauen, ist dies nur dann eine freiheitsentziehende Maßnahme, wenn Ihr Angehöriger sich noch frei bewegen kann. Für einen bettlägerigen Patienten wäre diese Maßnahme nicht genehmigungspflichtig.

Wenn Schaden entsteht: Haftungsfragen

Wenn Menschen mit Demenz einen Schaden verursachen, sind sie zunächst genauso schadensersatzpflichtig wie alle anderen Menschen auch. Ausgenommen hiervon sind Menschen im „Zustand krankhafter Störung der Geistestätigkeit". Dies wird juristisch als „nicht deliktsfähig" bezeichnet und in der Regel bei stark fortgeschrittener Demenz angenommen.

Informieren Sie Ihre Haftpflichtversicherung umgehend, wenn Ihr Angehöriger die Diagnose Demenz erhält. Es gibt unterschiedliche Vertragsbedingungen; einige Versicherungen haben eine sogenannte Deliktsunfähigkeitsklausel eingeschlossen. Das bedeutet, dass sie auch dann zahlen müssen, wenn der Schadensverursacher nachweislich demenziell verändert ist. Insofern empfiehlt es sich unbedingt immer, die Deliktsunfähigkeitsklausel im Haftpflichtvertrag einzuschließen.

Unabhängig davon gibt es Fälle, in denen Angehörige wegen Verletzung der Aufsichtspflicht für einen Menschen mit Demenz haften mussten. Zwar sind Sie nicht verpflichtet, Ihren Angehörigen rund um die Uhr zu bewachen und sein Handeln zu beaufsichtigen. Wenn aber aufgrund Ihnen bekannter Verhaltensweisen Schäden entstehen, kann der Geschädigte versuchen, Sie dafür haftbar zu machen. Eine juristische Beratung kann im Schadensfall hilfreich sein, da die Rechtsprechung bei Schäden, die durch Menschen mit Demenz verursacht wurden, nicht eindeutig ist.

KAPITEL 2

Hilfe für Angehörige und Freunde von Betroffenen

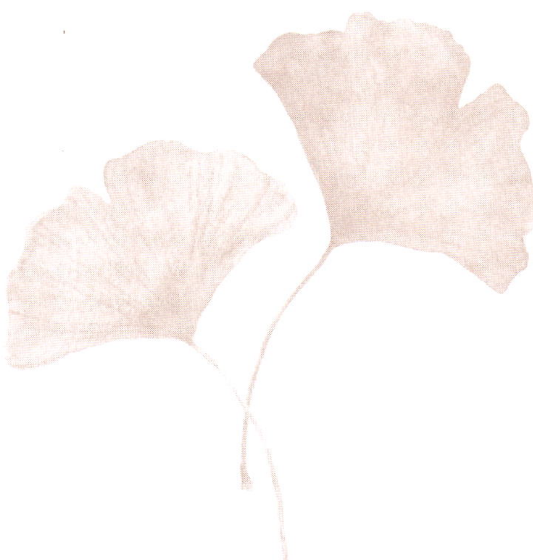

Wie sich das Leben verändern kann

Das Zusammenleben mit einem Menschen mit Demenz stellt viele Gewohnheiten, Umgangsformen und Gewissheiten in Frage. Gerade für den Lebenspartner, aber auch für weitere Angehörige und Freunde ist es alles andere als leicht, sich darauf einzulassen. Seien Sie daher immer nachsichtig mit sich selbst und führen Sie sich vor Augen, welche enorme emotionale Belastung Sie gerade erleben.

Nehmen Sie alle aufsteigenden Gefühle der demenziell veränderten Person wahr, nehmen Sie diese ernst und ohne Wertung an. Mancher Betroffene entwickelt Ängste und Unruhe, andere ziehen sich in sich selbst zurück und reagieren nicht mehr auf ehedem liebgewonnene Ansprache und Rituale. Einige Menschen mit Demenz entwickeln auch neue Angewohnheiten und zeigen Seiten, die keiner je vermutet hätte. All das stellt Sie vor Herausforderungen und kann für Sie schwer zu akzeptieren sein. Möglicherweise empfinden Sie mitunter sogar Abneigung oder Ekel, zum Beispiel wenn Ihr Angehöriger oder Freund im Essen matscht oder seine Hygiene vernachlässigt.

Der Mensch mit Demenz lebt in einer Welt, die er nicht mehr willentlich verlassen kann. Üben Sie sich darin, ihn dort zu besuchen. Eine Realitätskonfrontation wird in der Regel ergebnislos verpuffen. Das wird ungewohnt sein und Sie traurig, vielleicht auch einsam stimmen, da Sie Ihren Angehörigen nicht mehr ohne Weiteres in Ihre Realität einbeziehen können. Wir möchten Ihnen aufzeigen, wie ein Zusammenleben weiterhin möglich sein kann – und wie alle Beteiligten, einschließlich Sie selbst, möglichst stressfrei damit zurechtkommen. Mit dem Begriff Angehörige, der in der Regel verwendet wird, sind in den meisten Fällen auch Partner oder Freunde gemeint.

Was für Menschen mit Demenz hilfreich ist

Gehen Sie offen mit der Veränderung um

In den letzten Jahren gab es einige Bücher und sehenswerte Filme, die das Thema Demenz stärker in die öffentliche Wahrnehmung gerückt haben – unter anderen „Still Alice“ oder „Honig im Kopf“ wie auch „Der alte König in seinem Exil“. Dennoch sind Menschen mit Demenz kaum in der Öffentlichkeit sicht- und erlebbar.
Es ist verständlich, wenn Sie Ihren Angehörigen, der möglicherweise Verhaltensweisen zeigt, die Ihnen unangenehm und peinlich sind, nicht mehr mit in den Supermarkt nehmen möchten oder Restaurantbesuche unterlassen. Wir möchten Sie jedoch ermuntern, diese Normalität so lange wie möglich für Sie beide zu erhalten. Machen Sie auch Ausflüge, sofern diese kein Stressfaktor für Ihren Angehörigen sind.
Je nach Schweregrad der Demenz teilen Sie beispielsweise der Bedienung im Restaurant vorab mit, dass Sie für Ihren Angehörigen kein Besteck benötigen, da dieser mit den Händen isst. Indem Sie darauf aufmerksam machen, verändern Sie die Erwartungshaltung der Umgebung. Das ist wichtig, da die Demenz in der Regel nicht äußerlich sicht-

bar ist. Einmal sensibilisiert, sind die meisten Menschen bereit, respektvoll und tolerant mit Abweichungen der Betroffenen umzugehen – so wie von einem Rollstuhlfahrer niemand erwarten wird, dass er die Treppe steigt. Je selbstverständlicher Sie selbst Auffälligkeiten annehmen, desto unaufgeregter wird auch Ihre Umgebung reagieren.

Carl und Hildegard

Carl ist schon längere Zeit nicht mehr in der Lage, selbstständig auf Toilette zu gehen. Er findet den Weg nicht und ist vor Ort unsicher, was er zu tun hat. Seine Ehefrau Hildegard hält an ihren gemeinsamen kulturellen Gewohnheiten fest. Die Konzerte der Philharmonie will sie noch möglichst lang mit Carl genießen. Als sie ihn das erste Mal zur Herrentoilette begleitete, war es ihr unangenehm, mit Carl am Arm an den Urinalen vorbeizugehen. Dann hat sie sich angewöhnt, bei Betreten der Räumlichkeiten darauf hinzuweisen, dass sie eine Begleitperson ist. Dadurch fällt es ihr leichter, mit Carl die Herrentoilette aufzusuchen. Auch fallen ihr jetzt andere Begleitpersonen von eingeschränkten Menschen in gleicher Lage auf, wodurch sie sich nicht mehr ganz so exponiert fühlt.

Fähigkeiten betonen

Für Menschen mit Demenz ist die ehemals bekannte Welt unsicher und mit einem hohen Stressfaktor versehen.

Besonders im Anfangsstadium der demenziellen Veränderung erlebt sich der Betroffene als hilflos, wenn er nicht weiß, wer sein Gegenüber ist, oder die üblichen Umgangsformen nicht mehr parat hat. Die Welt entzieht sich dem Zugriff und der Kontrolle des Betroffenen. Er kann Gesprächen nicht folgen beziehungsweise nicht sinnvoll daran teilnehmen, da die dafür notwendigen Informationen für ihn nicht abrufbar sind.

Wir alle haben vermutlich schon erlebt, wie unangenehm es sein kann, von einem Bekannten mit Namen angesprochen zu werden und nicht genau zu wissen, wo man diesen Menschen einzuordnen hat. Dieser Stress ist für den Menschen mit Demenz ein Dauerzustand. Er erlebt sich als minderwertig und wird versuchen, dies möglichst lange mit üblichen Floskeln zu kaschieren – zum Beispiel: „Wie geht es deinen Kindern?“, oder: „Grüße an deinen Mann.“

Unser Tipp für solche Situationen: Soufflieren Sie unauffällig. Je nachdem, ob Ihr Angehöriger zeitlich, situativ, örtlich oder personell desorientiert ist, lassen Sie etwa den Wochentag oder die Tageszeit in einen Satz einfließen. Oder begrüßen Sie jeden Menschen immer mit seinem Namen und gegebenenfalls seiner Funktion. Damit vermitteln Sie Sicherheit. Richten Sie Ihren Blick stets auf die Dinge, die gelungen sind, und betonen diese. Wenn Ihr Angehöriger sich selbstständig angekleidet hat und das Unterhemd über dem Pullover trägt, dann ist das heute so in Ordnung. Bestehen Sie nicht auf einer Korrektur.

Menschen mit Demenz sind erwachsen

Die Überzeugung, dass Menschen mit Demenz wie Kinder seien, hält sich leider hartnäckig. Dadurch entsteht, oftmals unbeabsichtigt, die Haltung, sie wie unmündige Kinder zu behandeln. Grund hierfür ist, dass mit der Demenz häufig die emotionale Kontrolle verloren geht. Die Betroffenen leben ihre Gefühle oft unmittelbar und ungefiltert aus. Dieses Verhalten haben sie mit Kindern gemeinsam. Viele demenziell veränderte Menschen bringen Glück, Freude und Ärger anschaulich und unreflektiert zum Ausdruck. Sobald ein Impuls auftaucht, leben sie diesen aus. Das kann für Sie als Angehörigen hilfreich sein, da Sie alle Gefühle unverstellt gezeigt bekommen.

Sie wissen stets, woran Sie sind. Ihr Angehöriger wird nicht rücksichtsvoll und vorsichtig ansprechen, was ihn stört, sondern Ihnen die Zunge herausstrecken. Er wird Sie anstrahlen oder ohne Vorwarnung küssen, wenn er etwas als schön erlebt.

Auch wenn es manchmal schwerfällt: Versuchen Sie, sich stets bewusst zu machen, dass Ihr Angehöriger trotz der demenziellen Veränderung eine erwachsene Person ist und keiner „Erziehung“ bedarf. Wenn Sie sein Verhalten unangemessen finden, machen Sie ihn respektvoll darauf aufmerksam, welche Gefühle das bei Ihnen auslöst. Vermeiden Sie Begriffe, die man aus dem Umgang mit Kindern kennt, sagen Sie beispielsweise „Essen anreichen“ statt

„füttern“ und „Vorlagen“ statt „Windeln“. Wenn Sie Ihren Angehörigen im Alltag unterstützen, zum Beispiel beim Essen, dann erläutern Sie alle Handlungen stets, bevor Sie diese durchführen. So hat er die Chance, jene abzulehnen, die er nicht möchte.

Nehmen Sie jede Form von Ablehnung ernst und erzwingen Sie nichts. Versuchen Sie es dann zu einem späteren Zeitpunkt noch einmal. Anerkennen Sie, dass ein Mensch mit Demenz trotz seiner geistigen Einschränkungen eine eigenständige Persönlichkeit ist. Jede noch so kleine Insel der Selbstbestimmung ist für Ihren Angehörigen ein Rest an Gestaltungsmöglichkeit seines Lebens.

Zeigen Sie sich geduldig

Manche Menschen mit Demenz sind in einer Art Dauerschleife gefangen. Sie führen die immer gleiche Tätigkeit aus, sprechen stets denselben Satz oder singen stundenlang das gleiche Lied. Das ist für alle Beteiligten besonders schwer auszuhalten. Auch Menschen mit Engelsgeduld verlieren diese dann ab und zu, was verständlich und normal ist. Sie können versuchen, die Tätigkeit umzulenken zu etwas anderem; in der Regel fällt der Betroffene allerdings schnell wieder in das gewohnte Muster zurück.

Wenn Ihr Angehöriger immer denselben Satz oder dieselbe Frage äußert, können Sie Ihrer Kreativität freien Lauf lassen und hierauf hundert verschiedene Antworten geben. Mit einer rationalen Reaktion können Sie in der Regel keine Änderung erreichen. Üben Sie, dies auszuhalten und verlassen Sie die Situation, bevor Ihnen der Kragen platzt. Auch Anziehen, Waschen und Essen können sich hinziehen. Entscheiden Sie anhand Ihres Geduldspegels, wie Sie diese Tätigkeiten jeweils gestalten und erklären es Ihrem Angehörigen. Er wird Sie nicht auf der Vernunftebene verstehen, aber anhand von Gestik, Mimik, Zugewandtheit, Empathie und Liebe kann er fühlen, wie Ihre Stimmung ist. Das heißt allerdings nicht, dass er Ihre Entscheidung jedes Mal klaglos annimmt. Versuchen Sie, Ihrem Angehörigen in allen Situationen so viel Selbstständigkeit zuzugestehen, wie es irgend möglich ist.

Helga und Heinz

Helga verliert ständig ihr Portemonnaie und sucht dann ausgiebig danach. Wenn sie es nicht findet, beschuldigt sie ihren Ehemann Heinz, es geklaut zu haben. Heinz treffen ihre Vorwürfe schwer und ihre Verzweiflung und Ängste belasten ihn. Er verspricht, ein neues Portemonnaie zu kaufen. Im Laden entscheidet er sich für fünf identische Geldbörsen und legt in jede etwas Kleingeld und einen Schein. Ein Portemonnaie händigt er Helga aus. Wenn in Zukunft eines verloren geht, suchen sie gemeinsam danach und Heinz „findet“ dann eines. Bis alle fünf Geldbörsen aufgebraucht sind, haben sich in der Regel eine oder mehrere der verlorenen wieder eingefunden.

Formulieren Sie positiv und bildhaft

Wenn Ihr Angehöriger im Winter in Sommersachen rausgehen möchte, ist es verständlich, dass Sie eine Unterkühlung vermeiden wollen. Es ist jedoch nicht möglich, seinen Drang, rauszugehen, zu unterbinden. Denken Sie stets daran, dass Ihre Realität von der Ihres Angehörigen abweicht. Sie können ihn nicht mit vernünftigen Argumenten von seinem Vorhaben abbringen. Bemühen Sie sich stattdessen um eine bildhafte und positive Sprache. Die Formulierung: „Du bist zu dünn angezogen, es ist kalt draußen", vermittelt das Bild von Kälte und spricht den Verstand an. Die Aussage: „Ich gebe dir den Mantel mit, dann ist dir schön warm", vermittelt hingegen Geborgenheit und Wärme und spricht die Gefühlswelt an.

Da ein korrektes Verständnis der Wörter „nicht" oder „kein" dem Gehirn eine erhebliche Leistung abfordert, gilt in der Kommunikation der Grundsatz, positiv zu formulieren, um Fehlhandlungen zu vermeiden. Der Satz: „Du darfst nicht ohne Mantel gehen", ist demnach weniger wirksam als: „Ich hole schnell deinen Lieblingsmantel." Lassen Sie sich nicht entmutigen und probieren Sie immer wieder aus, was im konkreten Fall hilfreich ist. In der Kommunikation mit einem Menschen mit Demenz gibt es kein Richtig oder Falsch. Zudem haben Sie immer mehrere Versuche, ihn zu erreichen – nutzen Sie diese.

Horst und Gerda

Horst geht zweimal in der Woche in die Tagespflege. Damit er rechtzeitig bereit ist, erinnert ihn seine Frau Gerda an den bevorstehenden Termin. Sie sagt: „Du wirst gleich abgeholt, zieh dir die Schuhe an." Horst reagiert nicht und sitzt weiterhin am Frühstückstisch. Gerda sagt, dass es nun wirklich an der Zeit ist, sich anzuziehen. Sie möchte vermeiden, dass die anderen auf Horst warten müssen. Horst schaut sie weiterhin verständnislos an und bleibt sitzen. Sie holt Schuhe und Jacke und versucht, Horst anzukleiden, der aber wehrt sich vehement. Sie sieht bereits das Auto der Tagespflege in die Einfahrt einbiegen. Horst folgt ihrem Blick, sieht das Auto, zieht ganz selbstverständlich Schuhe und Jacke an und geht zur Tür. Gerda ist in Tränen aufgelöst. „Was für ein stressiger Tagesbeginn!" Horst hat ihre Aufforderung nicht verstehen können, denn: „Du wirst gleich abgeholt", ist eine rein verstandesmäßige Mitteilung. Als er aber das Auto kommen sieht, ist für ihn klar, dass er sich anzieht, um mitzufahren.

Gute Begleitung bei Ortsveränderungen

In der ihm bisher bekannten Welt findet sich ein Mensch mit Demenz allmählich nicht mehr zurecht, was Stress und Unsicherheit erzeugt. Seine Möglichkeit, sich situationsangemessen zu verhalten, nimmt ab. Ehedem bekannte Orte und Menschen erkennt er nicht mehr. Sie werden mit

der Zeit herausfinden, was Ihrem Angehörigen in dieser Lage noch Sicherheit vermitteln kann. Manchmal sind es Rituale wie das gemeinsame Ansehen der Nachrichten, ein bestimmter Ort wie ein Lieblingssessel oder auch ein Gegenstand wie beispielsweise die Lieblingstasse. Wichtig sind auch Beziehungen und Lieblingsmenschen.
Starke Verunsicherung können Ortsveränderungen auslösen. Die Lieblingskneipe wird im Laufe der demenziellen Veränderung so möglicherweise von einem Erholungsort zu einem Stressor. Beobachten Sie daher stets, wie Ihr Angehöriger auf Veränderungen reagiert. Jedwede Abweichung vom gewohnten Tagesablauf kann ein solcher Stressfaktor sein beziehungsweise werden.
Besonders zu beachten ist dies bei einem Aufenthalt im Krankenhaus. Die meisten Krankenhäuser sind auf die Betreuung von Menschen mit Demenz personell und räumlich nur ungenügend vorbereitet. Und so fühlen sich viele Menschen mit Demenz im Krankenhaus verloren. Oftmals reagieren sie auf die Veränderung mit ungewohnt starken Verhaltensauffälligkeiten. Begleiten Sie einen solchen Ortswechsel daher sehr bewusst. Bei geplanten Aufenthalten prüfen Sie, ob das Krankenhaus einen Demenzbeauftragten oder eine besondere Station für Menschen mit Demenz hat. In einigen Gegenden gibt es bereits sogenannte demenzsensible Krankenhäuser, die auf die besonderen pflegerischen Notwendigkeiten für einen gelingenden Heilungsprozess eingerichtet sind.

Wahrhaftig sein

Im Verlauf der Demenz wird Ihr Angehöriger Dinge sagen und tun, die immer weniger mit Ihrer Realität übereinstimmen. So mag er beispielsweise äußern, dass er nach Hause muss, obwohl er zu Hause ist. Mancher sieht in seinem Lebenspartner ein Elternteil oder erzählt von Besuchen und von Gesprächen mit Menschen, die lange tot sind. Dies ist für den Menschen mit Demenz eine reale Situation. Akzeptieren Sie das als seine subjektive Wirklichkeit, ohne ihn inhaltlich zu bestätigen.
Ergründen Sie die auslösenden Gefühle, etwa durch Fragen, um das zugrunde liegende Bedürfnis zu erkennen (siehe dazu auch die folgenden Abschnitte zur Validation und zum therapeutischen Lügen). Das wird Ihnen nicht auf Anhieb gelingen, versuchen Sie es aber immer wieder. Ihr Angehöriger fühlt sich dadurch wertgeschätzt und angenommen. Achten Sie stets darauf, in der Sache wahrhaftig zu bleiben.

Menschen mit Demenz verstehen und unterstützen

Validation – eine wertschätzende Haltung einnehmen

Validation ist eine wertschätzende Haltung und Kommunikationsform im Umgang mit Menschen mit Demenz, bei der der Betroffene weiterhin als eigenständige Persönlichkeit anerkannt wird. Seine Veränderungen und Verhaltensweisen werden akzeptiert und angenommen. Viele Menschen gehen davon aus, dass Personen mit Demenz aufgrund des Gedächtnisverlustes sowie des Verlustes der praktischen Handlungsfähigkeit kaum mehr erreichbar sind und ihre Erlebniswelt eingeschränkt ist. Tatsächlich zeigt die Erfahrung, dass die Ebene des Denkens bei einer Demenz mehr und mehr blockiert wird. Um sich mit einem Betroffenen zu verständigen, ist es daher nötig, sich auf seine emotionale Sprache einzulassen. Doch das ist gar nicht so einfach, schließlich sind wir schon von Kindesbeinen an dazu erzogen worden, Gefühle durch den Verstand zu kontrollieren. Dies abzulegen, erfordert viel Übung.

Nicht immer wird es Ihnen gelingen, die Verhaltensweisen Ihres Angehörigen zu verstehen. Wichtig ist aber zu wissen, dass hinter seinem Verhalten Motive stecken, die Sie ent-

schlüsseln können. Dafür ist es gut, die Biografie Ihres Angehörigen genauer zu kennen. Setzen Sie sich zu Beginn der demenziellen Veränderung mit der Familie und den engsten Freunden zusammen und tauschen Sie Erinnerungen und Erfahrungen aus. So erhalten Sie ein Bild der verschiedenen Lebensabschnitte und Rollen des Betroffenen, was Ihnen den Austausch auf der Gefühlsebene erleichtert.
Achten Sie im Umgang mit Ihrem Angehörigen stets darauf, sein Selbstwertgefühl zu stärken und ihn nicht zu korrigieren. Erkennen Sie sein Verhalten und seine Äußerungen als seine Realität an. Üben Sie sich darin, in den Äußerungen und Handlungen Ihres Angehörigen die zugrunde liegenden Bedürfnisse, Antriebe und Gefühle zu erkennen. So können der Aussage „Ich muss nach Hause" unterschiedliche Bedürfnisse zugrunde liegen. Ein naheliegender Beweggrund wäre die Sorge um die Kinder, die vermeintlich auf ihr Mittagessen warten. Aber auch Heimweh ist ein starkes Motiv, oder ein ausgeprägter Bewegungsdrang. Es kann die Sehnsucht nach einer Person sein, die der Betroffene mit seinem früheren Zuhause verbindet, etwa die längst verstorbene Mutter. Hier stellt sich die Frage nach den Empfindungen, die die Mutter früher im Leben des Menschen mit Demenz auslöste. War es zum Beispiel Geborgenheit? Oder der Genuss einer liebevoll zubereiteten Speise? Dann kann möglicherweise eine Umarmung oder eine Schüssel frisch gekochter Grießbrei das Bedürfnis hinter dieser Aussage stillen.

Das mag kompliziert und anstrengend erscheinen; aber so, wie alle Eltern lernen, am Schreien ihres Babys abzulesen, ob dieses müde ist, Hunger hat, krank ist oder die Windel voll hat, werden Sie mit der Zeit die Aussagen und Verhaltensweisen Ihres Angehörigen deuten können.

Therapeutisches Lügen vermeiden

Manche Experten, Pflegefachkräfte und Angehörige vertreten die Auffassung, dass das sogenannte therapeutische Lügen ein angemessenes Mittel im Umgang mit Menschen mit Demenz sei. Dies bedeutet, dass sie die abweichende Realität des Betroffenen übernehmen. Wenn Sie beispielsweise gerade zum Einkaufen wollen und er nach dem seit vielen Jahren toten Vater fragt, würden Sie vorgeben, dass Sie ihn jetzt zusammen besuchen. Damit täuschen Sie die demenziell veränderte Person vorsätzlich, in der Hoffnung, die unangenehme Situation durch ablenkende Aktivität zu beenden. Mit etwas Glück wird der Betroffene im weiteren Verlauf die Erinnerung an sein soeben noch dringend geäußertes Bedürfnis vergessen. Gestillt ist es dadurch jedoch nicht und wird wahrscheinlich zu einem späteren Zeitpunkt erneut zur Sprache kommen. Gehen Sie auf den Wunsch ein, indem Sie nachfragen, was den Vater auszeichnet, was Ihr Angehöriger an ihm schätzt. Beschäftigen Sie sich mit den Antrieben und Gefühlen. Oftmals

kann dadurch die gezeigte äußere Aktivität in eine innere Aktivität umgelenkt werden.
Eine Lüge aus Überforderung ist zwar verständlich, sollte aber die Ausnahme bleiben. Therapeutisches Lügen betont das Ungleichgewicht der Beziehung und zeigt eine Geringschätzung der Bedürfnisse des Betroffenen, da Sie absichtlich eine falsche Realität vorspielen. Der Betroffene spürt oftmals, dass etwas nicht stimmt, wodurch sein ohnehin schon instabiles Sicherheitsgefühl Schaden nehmen kann.

Mit Ölen und Düften das Wohlbefinden steigern

Die Wirkung von ätherischen Ölen und Düften wird in der Pflege von Menschen mit Demenz zunehmend geschätzt. Diese können den ganzen Menschen – seinen Leib, seine Seele und seinen Geist – ansprechen. Der Einsatz ätherischer Öle kann dazu beitragen, ein inneres Ungleichgewicht wieder in Balance zu bringen. Die Wirkung entfaltet sich sowohl beim Auftragen auf die Haut als auch über den Geruchssinn. Düfte vermögen es, uns auf eine sehr unmittelbare Weise zu berühren.
Sie können Erinnerungen wecken, beruhigen oder anregen, den Appetit stimulieren oder unsere Stimmung aufhellen. Ätherische Öle bieten eine große Vielfalt an Anwendungsmöglichkeiten, können etwa als Raumspray für ein gutes

Raumklima sorgen, werden in Aromalampen oder Verneblern genutzt sowie als Kissenspray verwendet.
Direkt am oder auf dem Körper kommen sie als Körperpflege- oder Massageöl sowie in Bädern, Waschungen, Kompressen, Wickeln und Mundsprays oder -lösungen, manchmal auch zur Inhalation, zum Einsatz. Sie tragen zur Steigerung des Wohlbefindens des Menschen mit Demenz bei. Gute Erfolge bei Unruhe und depressiver Verstimmung können zudem warme Wickel bringen (siehe S. 108 f.). Dabei erfährt der Betroffene eine besondere Form der Zuwendung und Nähe, erlebt Wärme und Umhüllung und kann ganz zu sich kommen. Das Schöne am Einsatz all dieser Anwendungen ist, dass neben Ihrem Angehörigen auch Sie selbst davon profitieren können, denn der positive Effekt der Aromen wirkt auf alle Beteiligten.
Die Aromapflege kann die Selbstheilungskräfte des Betroffenen anregen. Sie wird vorwiegend ergänzend zur medizinischen Behandlung eingesetzt. Nebenwirkungen gibt es in der Regel keine, allerdings sind allergische Reaktionen möglich.
Verwenden Sie nach Möglichkeit ausschließlich hochwertige Substanzen. Auch wenn es allgemeingültige Erkenntnisse zu einzelnen Kräutern gibt, wie zum Beispiel dem beruhigenden und schlaffördernden Einfluss des Lavendels, sollten Sie die individuelle Wirkung auf Ihren Angehörigen beobachten. Berücksichtigen Sie stets seine Vorlieben, um ungewollte Reaktionen zu vermeiden.

Orientierungshilfen, technische Unterstützung und Unterhaltungsangebote

Mittlerweile gibt es zahlreiche Orientierungshilfen, Möglichkeiten der technischen Unterstützung und Spiele für Menschen mit Demenz. Innerhalb der Wohnung ist es hilfreich, Piktogramme an Schränken oder im Bad anzubringen, damit sich Ihr Angehöriger leichter zurechtfindet. Einen Kantenschutz für Möbel können Sie aus Schaumstoff selbst herstellen, um Verletzungen zu minimieren. Wenn der Betroffene den Herd oder das Bügeleisen nicht mehr korrekt zu handhaben weiß, können Sie Sicherheitstechnik wie eine automatische Abschaltautomatik einbauen.
Um die Selbstständigkeit Ihres Angehörigen bei körperlichen Einschränkungen zu erhalten, gibt es Hilfsmittel wie ein höhenverstellbares Pflegebett (Niederflurbett), Haltegriffe, eine Toilettensitzerhöhung und vieles mehr. Die Kosten dafür tragen in der Regel die Krankenkassen. Sinnvolle und nützliche Maßnahmen für Ihren Angehörigen kann der Medizinische Dienst der Krankenversicherung (MDK), der ambulante Pflegedienst oder ein Pflegeberater empfehlen. Wenn Umbaumaßnahmen in der Wohnung notwendig sind, können Sie auch dafür einen Zuschuss bei der Krankenkasse beantragen. Eine Musterwohnung mit vielen Anregungen für eine demenzfreundliche Umgebung können Sie hier online ansehen unter: www.demenz-musterwohnung.de.

Viele pflegende Angehörige bringen an der Haustür ein Glockenspiel an, das sie akustisch informiert, wenn ihr Angehöriger das Haus verlässt. Das kann vor allem bei einer sogenannten Hinlauftendenz des Menschen mit Demenz sinnvoll sein. Mit Hinlauftendenz ist gemeint, dass der Angehörige den Drang hat, wegzulaufen. Es gibt auch Apps oder Uhren sowie andere Gegenstände, die eine Ortung ermöglichen beziehungsweise Alarm auslösen, sobald der Nutzer einen vorher festgelegten Bereich verlässt. Da es sich bei solchen Hilfsmitteln um eine Form der Überwachung und einen Eingriff in die Privatsphäre handelt, sollten Sie deren Einsatz sorgfältig abwägen. Sprechen Sie vorher unbedingt mit Ihrem Angehörigen darüber und holen Sie, wenn möglich, sein Einverständnis ein. Ist ein Einverständnis nicht möglich, müssen Sie gegebenenfalls eine Genehmigung beim Amtsgericht beantragen (siehe S. 45 f.).

Privatheit ist das Recht des Einzelnen, sich der Beobachtung und Regulierung zu entziehen. Darum ist gut abzuwägen, welche Möglichkeiten Sie für Ihren Angehörigen nutzen wollen, wobei die Selbstbestimmung des Betroffenen stets im Vordergrund stehen sollte. Gleichzeitig gilt jedoch der Grundsatz, Selbst- und Fremdgefährdung möglichst zu vermeiden.

Wir empfehlen, jedwede technische Unterstützung einzusetzen, die die Unabhängigkeit und Selbstbestimmung der betreuten Person fördert. Lassen Sie sich von dem Gedanken leiten, für alle Aktivitäten Ihres Angehörigen ein

Umfeld zu schaffen, in dem er seine Bedürfnisse frei und sicher ausleben kann. Nutzen Sie das Gespräch mit anderen Familienangehörigen, um gemeinsam festzulegen, wie viel Sicherheit Sie brauchen und wie viel Freiheit Sie zulassen können. Diese Balance ist sicher im Verlauf der demenziellen Entwicklung stets aufs Neue zu beraten und herzustellen.

Auch Spiele und Unterhaltungsangebote für Menschen mit Demenz gibt es reichlich. In den vergangenen Jahren wurden spezielle Demenzbücher und sogenannte Erinnerungskoffer entwickelt, in denen sich Alltagsgegenstände und Spiele von früher finden. Wer diese ausprobiert, wird erstaunt sein, welche geistigen Fähigkeiten entgegen aller Wahrscheinlichkeit in einigen Fällen erhalten bleiben. Manche Menschen mit Demenz, die örtlich und zeitlich desorientiert sind und die Namen ihrer Mitspieler nicht parat haben, können auch noch Skat kloppen wie in den guten alten Zeiten.

Betroffenen, die unentwegt mit den Händen nach etwas greifen, zupfen, auf den Tisch trommeln oder Ähnliches, bietet möglicherweise eine sogenannte Nesteldecke eine geeignete Beschäftigung und Beruhigung. Daran sind allerhand Dinge befestigt, die sogenannte taktile Reize setzen können – zum Beispiel verschiedene Stoffe, Knöpfe, Bommeln, Perlen, Laschen oder Ringe.

Hinzu kommen zahlreiche technische Beschäftigungsmöglichkeiten, die in den vergangenen Jahren erfunden wurden, angefangen von Roboterkuscheltieren über spezielle Demenztablets oder Apps für Betroffene bis hin zu digitalen Spielen jedweder Art. Auch selbstlernende Systeme, die den Menschen mit Demenz beispielsweise beim Erkennen seiner Angehörigen und Freunde unterstützen können, werden bereits angeboten. Wer auf seinem Smartphone im Play- oder Appstore die Suchbegriffe „Demenz“ oder „Alzheimer“ eingibt, erhält eine Fülle von Treffern. Diese teilen sich in Angebote für den Menschen mit Demenz sowie spezielle Anregungen für Angehörige, etwa für die Tagesgestaltung der Betroffenen.

Sexuelle Bedürfnisse akzeptieren

Menschen mit Demenz haben sexuelle Bedürfnisse, genau wie Menschen ohne Demenz. Ihr sexuelles Selbstbestimmungsrecht besteht weiterhin, auch wenn sie nicht mehr selbstständig für sich sorgen können. Bei manchen verändert sich der Sexualdrang und wird stärker, bei anderen hört er auf. Unterbunden werden kann und sollte der Sexualtrieb nicht. Zärtlichkeit und Körperkontakt sind für Menschen mit Demenz ausgesprochen wichtig und unterstützen das Wohlbefinden.

Da die Betroffenen im Verlauf der demenziellen Entwicklung häufig die Fähigkeit verlieren, Gefühle zu kontrollieren, äußert sich der Sexualtrieb oft direkt und unmittelbar.

Auch kann die örtliche Desorientierung zu unangenehmen Situationen führen, beispielsweise wenn Ihr Partner sich im gemeinsamen Schlafzimmer wähnt, Sie aber tatsächlich gerade beim Einkaufen sind. Wenn sich sexuelles Verlangen und daraus entstehende sexuelle Handlungen öffentlich zeigen, ist dies für die Angehörigen oftmals eine höchst unangenehme und peinliche Situation. Für den Menschen mit Demenz ist Masturbieren an öffentlichen Orten in der Regel keine Form der Exhibition, sondern der Betroffene glaubt, an einem diskreten Ort zu sein. Weisen Sie Ihren Partner in so einer Situation höflich, aber bestimmt darauf hin, dass sein Verhalten unangebracht ist. Versuchen Sie, verständnisvoll zu sein, und denken Sie immer daran, dass er die üblichen gesellschaftlichen Regeln nicht mehr einhalten kann.

Auch können sich nun Wünsche offenbaren, die Ihr Partner in der Vergangenheit nicht geäußert hat. Für Sie als Paar kann das eine Herausforderung sein, unter Umständen kann es aber auch ein freieres Sexualleben bedeuten. Das Erleben der Sexualität kann dazu beitragen, dass sich Ihr Partner seiner Identität bewusst wird. Über seine Sexualität kann er weiterhin an der Partnerschaft mitwirken, die nach der Diagnose Demenz häufig ein deutliches Ungleichgewicht aufweist. Sofern die sexuellen Wünsche Ihres Partners Ihren Bedürfnissen nicht entsprechen, können Sie auch Sexualassistenten beauftragen. Diese haben spezielle Angebote für Menschen mit Demenz. In einigen

Fällen reicht es aus, bestimmte Hilfsmittel anzuschaffen, wie etwa einen Dildo, eine Erotikpuppe, erotische Zeitschriften oder Filme.
Manche Menschen mit Demenz äußern auch sexuelle Wünsche gegenüber Menschen, die nicht ihr Partner sind, oder versuchen, sexuelle Handlungen an diesen vorzunehmen. Das kann für Sie besonders verstörend und verletzend sein. Vor allem in der Tagespflege, im Pflegeheim oder einer WG kann es zudem vorkommen, dass sich eine neue Beziehung entwickelt. Ein möglicher Grund dafür ist, dass den Betroffenen andere Menschen mit Demenz manchmal näher sind, weil sie ihre überwiegend emotionale Sprache und Verhaltensweisen besser verstehen als der eigene Partner. Auch wenn es schwerfällt: Versuchen Sie, das nicht auf sich zu beziehen. Pflegen Sie den Austausch mit nahestehenden Personen, besuchen Sie eine Selbsthilfegruppe oder kontaktieren Sie professionelle Helfer, wenn Ihnen die Situation zu schaffen macht.

Verschobener Tag-Nacht-Rhythmus

Viele Menschen mit Demenz verlieren irgendwann das Zeitgefühl und entwickeln einen gestörten Tag-Nacht-Rhythmus. Nächtliche Unruhe sowie Nachtaktivität stellt Sie als Angehörigen vor eine besondere Herausforderung. Der eigene Regenerationsprozess wird gestört und die so dringend benötigte Entspannung ist gefährdet. Denn während der Betroffene ein eventuelles nächtliches Schlafdefizit tagsüber ausgleichen kann, ist dies für Sie als pflegenden Angehörigen oftmals nicht möglich. Zudem ist bei nächtlicher Aktivität das Risiko des Betroffenen erhöht, sich zu verletzen, da es in der Regel sowohl draußen als auch drinnen dunkel ist.

Wenn Sie bei Ihrem Angehörigen nächtliche Unruhe wahrnehmen, achten Sie darauf, dass er tagsüber ausreichend beschäftigt ist. Fördern Sie körperliche Betätigung, zum Beispiel durch Gartenarbeit oder Spaziergänge. Ein strukturierender, gleichbleibender Tagesablauf trägt ebenfalls dazu bei, einem Menschen mit Demenz Halt und Orientierung zu vermitteln und den nächtlichen Schlaf zu fördern. Für Menschen mit Demenz ist es wichtig, sich zu spüren. Oftmals hilft eine schwerere Decke, um Nervosität und Unruhe zu mindern. Eine etwas härtere Matratze fördert das Körpergefühl und erleichtert die Positionsveränderung.

Kommt es dennoch zu nächtlichen Aktivitäten, stellen Sie über Bewegungslichter Sicherheit in der Dunkelheit her. Auch gibt es akustische Hilfsmittel wie spezielle „Klingelmatten", die vor das Bett gelegt werden und Sie darüber informieren, wenn Ihr Angehöriger es verlässt. Wenn die Nachtaktivität Ihres Angehörigen an Ihren Kräften zehrt, können Sie über eine nächtliche ambulante Pflegekraft oder eine Nachtpflege außer Haus Entlastung erhalten.

Gewohnheiten in der Ernährung berücksichtigen

Für Menschen mit Demenz gelten dieselben Anforderungen an eine gesunde und ausgewogene Ernährung wie für alle anderen Menschen auch. Mit steigendem Alter sinkt üblicherweise ihr Bedarf an energieliefernden Nährstoffen. Auf dem Speiseplan stehen idealerweise viel Obst und Gemüse, Vollkornprodukte und vorwiegend pflanzliche Fette. Bei der Ernährung spielen auch Aspekte wie Tradition, Gewohnheit und Rituale eine wichtige Rolle – besonders bei Menschen mit Demenz, die ohnehin oft verunsichert sind und im Genuss vertrauter Lieblingsspeisen emotionalen Halt finden können. Wenn Ihr Angehöriger also seit Jahrzehnten sonntags einen deftigen Braten mit Klößen und reichhaltiger Soße isst, wäre es sicherlich nicht ratsam, auf Rohkostplatte mit Grünkernbratling umzustellen. Sie können aber ab und an gesündere Alternativen zu einigen Lebensmitteln anbieten, zum Beispiel hochwertige Pflanzenaufstriche statt Butter oder Schmalz und Vollkorn- statt Weißmehlprodukte.
Wenn es um die Frage geht, was Ihr Angehöriger essen möchte, stellen Sie keine Fragen wie „Möchtest du Wurst oder Käse?“, oder „Soll ich dies oder jenes kochen?“, sondern reichen Sie stattdessen eine Auswahl, um ihn nicht zu verunsichern. Oder-Fragen überfordern Menschen mit Demenz oft. Lebt Ihr Angehöriger in einer Pflegeeinrich-

tung, sprechen Sie mit dem Personal über seine Ess- und Trinkbiografie. Bitten Sie darum, seine Gewohnheiten bei der Verpflegung zu berücksichtigen.
Häufig treten bei demenziell veränderten Personen Beschwerden auf, die besonderer Aufmerksamkeit bedürfen. Dazu gehören Schluckbeschwerden oder ein gestörtes Empfinden von Hunger und Sättigung. Ebenfalls typisch bei Demenz ist der Verlust der Fähigkeit, Speisen und Getränke als solche zu erkennen. Bereiten Sie diese in kräftigen Farben zu, zum Beispiel mithilfe von roten Fruchtsäften, Roter Bete oder Kurkuma. Achten Sie darauf, dass Speisen, Essgeschirr und Tischset oder Tischdecke sich farblich abheben. Gut ist Geschirr mit einem farbigen Rand geeignet, so kann die Person mit Demenz leicht erkennen, wo der Teller endet.
Bei einem starken Bewegungsdrang steigt der Bedarf an Kalorien und Flüssigkeit deutlich. Achten Sie darum auf eine ausreichende Energie- und Flüssigkeitszufuhr. Sie können zum Beispiel hochkalorische Nahrung herstellen, etwa sahnige Shakes oder Smoothies mit kalorienreichem Obst und Gemüse wie Banane, Mango oder Avocado. Verfeinern Sie diese mit Brotaufstrichen wie Nussmus, Nuss-Nougat-Creme, Honig oder Marmelade, am besten in Bioqualität. Anstelle von Wasser trinken viele Menschen mit Demenz lieber verdünnte Fruchtsäfte oder gesüßte Früchte- und Kräutertees. Generell bevorzugen Betroffene oft süße Speisen und Getränke.

OBSTSPIESSE (REZEPT FÜR 8 SPIESSE)

- *1–2 säurearme Äpfel, zum Beispiel Gala oder Red Delicious*
- *2–3 Bananen*
- *16 kernlose Weintrauben, möglichst mit dünner Schale*
- *16 Ananasstücke aus dem Glas*
- *100 g Biokuvertüre*
- *8 Schaschlikspieße aus Holz*

Äpfel und Bananen schälen und in mundgerechte Stücke schneiden. Ananasstücke über einem Sieb abgießen, den Saft auffangen (daraus wird beispielsweise mit Mineralwasser eine leckere Schorle). Weintrauben waschen und von der Rebe zupfen. Die verschiedenen Obstsorten abwechselnd aufspießen. Die fertigen Spieße auf einem Teller oder Brett anrichten. Schokolade zerkleinern, im Wasserbad unter Rühren schmelzen und die Obstspieße damit garnieren. Kurz abkühlen lassen und servieren. Die Obstsorten können Sie saisonal variieren, etwa mit Erdbeeren, Birnen, Kiwis oder Pfirsichen. Verwenden Sie bei der Kuvertüre je nach Vorlieben Ihres Angehörigen Vollmilch, Zartbitter, weiße Schokolade oder eine Mischung daraus.

Besonders geeignet für Menschen mit Demenz, die viel umherwandern, ist das Konzept „Eat by walking“, was übersetzt so viel wie Essen im Gehen bedeutet. Es sieht vor, innerhalb des Bewegungsraums der Betroffenen kleine Imbiss-Stationen aufzubauen, zum Beispiel mit appetitlich angerichtetem klein geschnittenem Obst, Keksen oder belegten Brothäppchen. Kommen Menschen mit Demenz nicht mehr mit Messer, Gabel und Löffel zurecht, empfehlen wir Fingerfood. Das hat den Vorteil, dass die Betroffenen trotz nachlassender Fähigkeiten ihre Selbstständigkeit beim Essen behalten. Dieses darf gern farbenfroh und fantasievoll angerichtet sein. Im Internet gibt es dazu unzählige Rezepte, die zwar meistens für Partys gedacht sind, sich aber in vielen Fällen für den Alltag mit demenzkranken Menschen abwandeln lassen. Ein Rezept für Obstspieße mit Schokolade haben wir in einer Wohngemeinschaft für Menschen mit Demenz kennengelernt.

Suchtverhalten sensibel begleiten

Da es bei Menschen mit Demenz so wichtig ist, an Ritualen festzuhalten und Gewohnheiten und Abläufe beizubehalten, möchten wir an dieser Stelle auch das Thema Sucht ansprechen. Man spricht von Sucht, wenn das Verlangen nach einer Substanz oder Droge trotz besseren Wissens über die schädliche Wirkung beziehungsweise die Folgen

des Konsums so stark ist, dass der Verstand diesem Verlangen untergeordnet wird.
Auch wenn der Genuss von Alkohol, Koffein und Nikotin sowie illegaler Drogen oder Medikamenten die demenzielle Entwicklung verstärken, sollten Sie problematische Verhaltensweisen nicht unterbinden. Wenn Ihr Angehöriger bisher regelmäßig geraucht hat, versuchen Sie die Rahmenbedingungen so zu gestalten, dass durch das Rauchen keine Gefahr entsteht.
Manche Menschen mit Demenz verlieren die Impulskontrolle, was auch Auswirkungen auf den Umgang mit entsprechenden Substanzen wie Alkohol und Nikotin, aber auch Zucker oder Koffein haben kann. Andere vergessen wiederum im Lauf der Zeit, dass sie gern geraucht oder Alkohol getrunken haben. Besprechen Sie den Konsum problematischer Substanzen sowie auffällige Veränderungen im Konsumverhalten, was Uhrzeit, Menge, Gewohnheiten betrifft, grundsätzlich mit dem behandelnden Arzt. Führen Sie keinesfalls einen „kalten Entzug“ durch und nehmen Sie Ihrem Angehörigen keine entsprechenden Utensilien weg.

Schmerz erkennen

Menschen mit Demenz können ebenso an Schmerzen leiden wie orientierte Personen. Allerdings fällt es ihnen oft schwer, ihr Schmerzempfinden selbst einzuschätzen und zu äußern – vor allem bei fortgeschrittener Demenz. Selbst wenn man sie direkt darauf anspricht, kann es sein, dass sie mit „Nein“ antworten, obwohl sie in Wirklichkeit Schmerzen spüren. Umso wichtiger ist es, dass Sie als Angehöriger für entsprechende Anzeichen sensibilisiert sind und diese richtig einordnen können. Wenn Sie bei Ihrem Angehörigen Verhaltensweisen beobachten, die auf Schmerzen hindeuten, informieren Sie umgehend den behandelnden Arzt oder das Pflegepersonal. Diese können dann die Behandlung der Ursachen oder eine Schmerztherapie einleiten.

Hinweise auf Schmerzen können unter anderem sein:

- Aggressivität und Unruhe
- Laute wie Stöhnen, Ächzen oder schweres Atmen
- Körperliche Anzeichen wie Humpeln, sich den Arm halten, die Fäuste ballen, das Gesicht verziehen, Grimassen ziehen oder zucken
- Appetitlosigkeit, Schwierigkeiten beim Kauen, Gewichtsverlust

Um die Intensität von Schmerzen zu erfassen, arbeiten Fachleute häufig mit numerischen Skalen, zum Beispiel von 0 (kein Schmerz) bis 10 (unerträgliche Schmerzen). Menschen mit Demenz können ein so abstraktes System oft nicht mehr nachvollziehen. Es gibt aber auch Skalen, die mit Symbolen von Smileys, also kreisrunden Gesichtern in verschiedenen Farben und mit lächelnden, neutralen oder traurigen Gesichtsausdrücken, illustriert sind. Wenn Sie vermuten, dass Ihr Angehöriger an Schmerzen leidet und diese nicht äußern kann, regen Sie an, im Rahmen der Schmerzerfassung (Anamnese) eine solche Skala anzuwenden.

Ursula und Manfred

Mit 78 Jahren ist Ursula in eine Wohngemeinschaft (WG) für Menschen mit Demenz gezogen. Ihr Sohn Manfred besucht sie regelmäßig dort. Nach einigen Monaten scheint Ursula plötzlich kaum noch Appetit zu haben und verliert deutlich an Gewicht. Manfred beobachtet zudem, dass sie häufig Grimassen zieht und Zuckungen im Gesicht hat. Er ist zunächst ratlos und auch die Pflegekräfte in der WG wissen nicht weiter. Bei einem routinemäßigen Zahnarztbesuch stellt sich dann heraus, dass Ursulas Zahnnerven entzündet sind und mehrere Zähne gezogen werden müssen. Die Behandlung zieht sich über Monate, zeigt aber Wirkung: Nach und nach beginnt sie wieder, mit mehr Appetit zu essen.

Aktivitäten mit Menschen mit Demenz

Sport beugt körperlicher Unruhe vor

Menschen mit Demenz entwickeln häufig einen starken Bewegungsdrang sowie eine allgemeine körperliche Unruhe. Es ist wichtig, dass Sie diese nicht unterdrücken. Zeigen Sie Ihrem Angehörigen stattdessen Möglichkeiten auf, seine sportlichen Impulse auszuleben. Hilfreich sind Spaziergänge, Tanzen, aber auch andere sportliche Aktivitäten. Knüpfen Sie an die bisherigen sportlichen Gewohnheiten an und fördern somit die physische, kognitive und psychosoziale Gesundheit Ihres Angehörigen.
Betroffene erinnern gewohnte Bewegungsabläufe oft noch nach Jahren und können daher ihre Lieblingssportart lange ausüben. Auch wenn sie vielleicht nicht wissen, wann sie dazu an welchem Ort sein müssen, kennen sie die Übungen weiterhin. Sport unterstützt die Körperwahrnehmung und schult die Koordination. Das trägt dazu bei, geistige Fähigkeiten zu erhalten und einem Abbau vorzubeugen. Einige Sportvereine bieten bereits spezielle Gymnastikkurse für Menschen mit Demenz an. Erkundigen Sie sich bei Sportvereinen oder der Alzheimer Gesellschaft in Ihrer Umgebung danach.

Gartenarbeit spricht alle Sinne an

Die Arbeit im Garten tut Menschen mit Demenz oftmals sehr gut. Ein Garten ist ein Erlebnisraum für alle Sinne: Er spricht einerseits den Geruchssinn und den Sehsinn an und aktiviert andererseits den Tastsinn sowie den Hörsinn. Ähnlich wie beim Sport können die Betroffenen über die körperliche Tätigkeit des Gehens, Grabens und Pflanzens ihren oftmals hohen Bewegungsdrang ausleben.
Die Feinmotorik sowie die gewohnten Arbeitsschritte bleiben in der Regel lange erhalten, wodurch sich ein Gefühl der Geborgenheit einstellt und zur Entspannung beiträgt. Der Betroffene gewinnt Vertrauen in sein Können. Indem er Pflanzen pflegt, kann er selbst zum Pflegenden werden. Der Aufenthalt im Garten vermag Erinnerungen zu wecken sowie Stress abzubauen. In dieser Situation können Sie Ihren Angehörigen in der Regel unbeaufsichtigt im Garten verweilen lassen. Ihre Toleranz ist gefragt, wenn Ihr Angehöriger Blüten, Blätter und Pflanzen kostet oder neugierig nachschaut, wie die Wurzel aussieht und ob in der Tiefe des Beetes schon eine neue Frucht heranwächst.

Musik und Gesang berühren unmittelbar

Musik vermag es, uns unmittelbar zu berühren. Sie kann uns tragen, zudem auch Halt und Kraft geben; sie kann

Stimmungen erzeugen oder Erinnerungen wecken und uns in lang zurückliegende Situationen hineinversetzen. Musik ist besonders für Menschen mit Demenz geeignet, da sie diese emotional erreicht. Sie kann auch eine beruhigende Wirkung entfalten und nimmt so mancher herausfordernden Situation die Schärfe.

Beim Singen wird der Betroffene darüber hinaus selbst aktiv und kann seinen Körper als Resonanzraum erleben. Viele beginnen zu lautieren oder geben Brummgeräusche von sich, was ein Zeichen der Kontaktaufnahme mit der Welt ist. Auch Schreien kann ein Ausdruck sein, um seinen Körper zu spüren. Egal ob Sie meinen, singen zu können oder nicht, animieren Sie Ihren Angehörigen immer wieder zum Singen, musizieren Sie gemeinsam und probieren Sie aus, welche Rhythmen, Töne oder Klänge ihn erreichen können. Nutzen Sie dafür Alltagsgegenstände wie Hölzer oder Töpfe sowie Hände und Füße, um Rhythmen und Klänge zu erzeugen.

Sogar bei fortgeschrittener Demenz, wenn die Sprache den Menschen verlässt, kann man oftmals das „Wunder" beobachten, wie selbstverständlich Betroffene alte Lieder noch textsicher mitsingen können. Wissenschaftler konnten nachweisen, dass durch Musik auch bei einem merkbaren Abbau von Hirnaktivität neue neuronale Verbindungen geschaffen werden. So können Menschen mit Demenz noch Neues im Umgang mit einem Instrument oder bisher unbekannte Melodien lernen.

Ausflüge hellen den Alltag auf

Menschen mit Demenz und deren Angehörige neigen leider oft dazu, sich in den eigenen vier Wänden zu „verkriechen" und sich von der Außenwelt zurückzuziehen. Wir möchten Sie ausdrücklich dazu ermuntern, dies nicht zu tun, sondern den Betroffenen zu gemeinsamen Aktivitäten außer Haus zu bewegen. Das verbessert Ihrer beider Lebensqualität, sorgt für positive Stimmung und hilft, problematischen Verhaltensweisen wie Unruhe und Aggressivität vorzubeugen. Außerdem vermag es, Sie von den Sorgen des Alltags abzulenken und auf andere Gedanken zu bringen.

Allgemeine Aussagen zu geeigneten Ausflugszielen zu treffen, ist jedoch schwierig. Denn was Sie und Ihr Angehöriger gut erreichen können und wo Sie sich wohlfühlen, hängt von verschiedenen Faktoren ab: Wie fortgeschritten ist die Demenz des Betroffenen? Wie mobil sind Sie beide? Und was sind Ihre persönlichen Vorlieben und Gewohnheiten? Sind Sie körperlich fit und immer gern in der Natur gewandert, spricht nichts dagegen, dies auch weiterhin zu tun. Viele Menschen mit und ohne Demenz schätzen Rundtouren mit Ausflugsschiffen oder Bussen. Ausflüge ans Meer können ebenfalls schöne Erinnerungen wecken und dafür sorgen, dass der Kopf mal wieder so richtig „durchgepustet" wird. Zudem gibt es an immer mehr Stränden barrierefreie Zugänge und Promenaden, die mit dem Rollstuhl oder Rollator befahrbar sind. Eine hilfreiche In-

Tipp: Wenn es in Ihrer Region keine solchen Möglichkeiten gibt, tun Sie sich mit anderen Angehörigen oder Freunden zusammen, sodass Sie sich die Betreuung des Menschen mit Demenz teilen können. Das entlastet Sie, außerdem ist es in einer Gruppe oft weniger unangenehm, wenn sich einzelne Personen auffällig verhalten.

ternetseite mit dazugehöriger App, auf der Sie Orte eingeben und Informationen zu deren Barrierefreiheit erhalten können, ist: https://wheelmap.org.

Ist die Demenz Ihres Angehörigen bereits in einem fortgeschrittenen Stadium, kann es sein, dass Sie aufgrund seiner zum Teil eigenwilligen Verhaltensweisen ungern Ausflüge an öffentliche Orte machen. In diesem Fall könnten spezielle demenzsensible Angebote eine Alternative sein. Gemeint sind begleitete Ausflüge, Spaziergänge oder sogar längere Reisen für Menschen mit Demenz und deren Angehörige. Mit Informationen zu konkreten Angeboten können oft die lokalen Alzheimer Gesellschaften aushelfen.

Kultur vermittelt sinnhafte Teilhabe

Wie alle Menschen haben Personen mit Demenz nicht nur Grundbedürfnisse, sondern empfinden oft auch den

Wunsch nach sinnstiftender Beschäftigung und sozialer Teilhabe. Kultur ist ein wesentlicher Bestandteil einer hohen Lebensqualität. In der Anfangsphase der Demenz ist es für die Betroffenen selbstverständlich ohne Weiteres möglich, ein gewöhnliches Konzert oder eine Ausstellung zu besuchen. Schreitet die Demenz weiter voran, können besondere Konzerte, Museumsführungen, Theateraufführungen oder Cafés für demenziell veränderte Menschen und deren Angehörige eine Alternative sein. Der Vorteil solcher Angebote ist, dass sie einen geschützten Raum bieten, in dem die Betroffenen so sein können, wie sie sind – ohne dass sich daran jemand stört. So sind dort etwa Zwischenrufe, Laute jeder Art, zwischendurch Aufstehen und den Raum verlassen ausdrücklich erlaubt. Außerdem wird das Programm speziell auf die Bedürfnisse von Menschen mit Demenz zugeschnitten – die Dauer ist oft kürzer als bei anderen Kulturveranstaltungen, es gibt mehr Pausen und Gelegenheiten zum Mitmachen.

Darüber hinaus haben sich Angebote bewährt, in denen Menschen mit Demenz sich als Kulturschaffende aktiv betätigen. So gibt es etwa einschlägige Chöre für Betroffene und deren Angehörige, offene Ateliers und Malgruppen, Tanznachmittage oder Theaterprojekte. Da es sich in der Regel um lokale Angebote handelt, sind diese am besten über eine Internetsuchmaschine zu finden, zum Beispiel mit den Suchbegriffen Kultur, Demenz sowie Ihrem Bundesland oder Ort.

Martha und Herbert

54 Jahre sind Martha und Herbert nun verheiratet. Herbert ist heute 80, vor etwa sieben Jahren wurde bei ihm eine Demenz diagnostiziert. Anfangs waren die beiden trotz Herberts Einschränkungen noch sehr aktiv, sie trafen sich mit Freunden, gingen ins Konzert oder zum Tanztee. Solange er seine Frau an seiner Seite hatte, fühlte Herbert sich dabei sicher und genoss es, am Leben teilzuhaben. Seit etwa drei Jahren fällt es ihm aber immer schwerer, längere Zeit stillzusitzen oder sich auf eine Sache zu konzentrieren. Aus Rücksicht auf ihren Mann hat Martha die gemeinsamen kulturellen Aktivitäten zunächst eingestellt – doch sie vermisst sie sehr. Als die 79-Jährige von einem Konzert für Menschen mit Demenz erfährt, besorgt sie Tickets für Herbert und für sich. Beim ersten Konzertbesuch döst ihr Mann zwar die meiste Zeit. Aber danach ist er merklich ausgeglichener als sonst und auch Martha fühlt sich beschwingt, weil sie endlich mal wieder etwas Schönes mit ihrem Mann unternommen hat.

Die Perspektiven von Begleitern

Das Zusammenleben mit dem Lebenspartner

Als Partner eines Menschen mit Demenz sind Sie in einer emotional herausfordernden Situation. Es ist verstörend, wenn der Mensch, mit dem Sie sich früher vermutlich mit Blicken und Gesten verständigen konnten, neue und ungewohnte Verhaltensweisen entwickelt. Oftmals gelingt es dem Betroffenen noch lange, den Kindern, Geschwistern, Freunden und Nachbarn gegenüber die Fassade aufrechtzuerhalten. Vielleicht werden Sie sich zunächst auch fragen, ob die wahrgenommenen Veränderungen mehr als normale Alterserscheinungen sind.

In der Regel neigen wir dazu, unser Urteil zu hinterfragen, und möchten es mit anderen abgleichen: „Empfindest du das genauso? Was nimmst du wahr?" Ein solcher Austausch mit dem Betroffenen selbst ist nur schwer möglich, da eine Einsicht in die Veränderungsprozesse, besonders zu Beginn, von seiner Seite eher selten vorkommt. Wenige Menschen mit beginnender Demenz stellen sich offen ihrer neuen Situation und reflektieren diese. Und Sie als Partner möchten die Auffälligkeiten, die Sie wahrnehmen, vielleicht nicht mit anderen nahestehenden Personen besprechen, um den Betroffenen nicht bloßzustellen. Es kann

auch eine längere Zeit dauern, bis Sie davon überzeugt sind, dass es sich nicht nur um eine vorübergehende Veränderung handelt.
Ihr Partner reagiert immer häufiger anders, als Sie es gewohnt sind, und das, was gestern reibungslos geklappt hat, kann sich heute wieder als schwierig erweisen. Viele Gewissheiten als Paar im Umgang miteinander gehen verloren, was Ihnen neue Perspektiven eröffnen kann. Sie sind nun aufgerufen, immer im Hier und Jetzt zu sein und mit einer hohen geistigen Beweglichkeit und Präsenz das Zusammenleben zu gestalten. Auch die bisherige Aufgabenverteilung im Haushalt, im Tagesablauf oder in der Beziehung zum gemeinsamen Freundeskreis wird sich verändern. Es wird mehr und mehr nötig, dass Sie für zwei denken. Versuchen Sie dennoch, die Balance zu finden: Die Selbstbestimmung Ihres Partners wahren auf der einen Seite und Tätigkeiten übernehmen, die er nicht mehr eigenständig bewältigen kann, auf der anderen Seite. Die Kräfteverhältnisse in Ihrer Partnerschaft verändern sich, was die Gefahr birgt, dass Sie eine zu große Dominanz entwickeln und Ihren Partner nicht immer ernst nehmen.
Im Verlauf der demenziellen Entwicklung wird es in der Regel erforderlich, professionelle Hilfe in Anspruch zu nehmen – sei es über einen ambulanten Pflegedienst, eine Tagespflege oder Angebote der Alzheimer Gesellschaft. Vielleicht fällt es Ihnen schwer anzuerkennen, dass die geschulten Mitarbeiter anscheinend viel leichter mit dem

Betroffenen kommunizieren können als Sie. Vermutlich sind Sie davon überzeugt, dass Sie Ihren Partner am besten kennen – und nun treten Menschen in Ihr Leben, die über mehr Erfahrung darüber verfügen, wie eine gute Beziehungsgestaltung mit dementen Menschen gelingen kann. Wenn Sie es schaffen, diese Hilfe innerlich anzunehmen, kann Ihnen das dabei helfen, Ihre Partnerschaft vorwurfsfrei und problemloser fortzuführen.

Die veränderte Rolle als Kind annehmen

Kinder sind auf eine eigene Weise von der Demenz eines Elternteils betroffen. Unabhängig davon, ob das Verhältnis ein besonders enges und inniges oder eher ein schwieriges war oder ob die Lebensorte und -weisen inzwischen weit auseinanderliegen – sobald die Diagnose gestellt wird, werden Sie sich als Kind auf die neue Situation einstellen müssen. Ihre bisherige Rolle sowie Ihre Beziehung zu den Eltern werden sich verändern. Viele Kinder, besonders Töchter, neigen dazu, aus Pflichtgefühl oder Dankbarkeit den Eltern gegenüber Verantwortung zu übernehmen. Sie möchten die familiären Erwartungen, aber auch ihren eigenen Anspruch als Kind erfüllen. Oftmals überschreiten sie dann die eigene Belastungsgrenze deutlich.

Setzen Sie sich zu Beginn mit einigen Fragen auseinander. Das wird Ihnen helfen, Ihren Elternteil gut zu begleiten und sich selbst dabei nicht zu verlieren. Zunächst prüfen Sie, wie Ihre Beziehung bisher war, auf welche Weise Sie Konflikte geklärt haben, was es an Triggern, also Reizauslösern, gibt und welche unaufgearbeiteten Themen oder Vorwürfe bestehen. Unterschätzen Sie bei einer Begleitung eines Elternteils mit Demenz nicht die emotionale Dynamik in Familien und die über viele Jahrzehnte eingeübten Rollen. Gerade weil wir in der Familie überwiegend ohne Fassade agieren, sind wir ganz besonders verletzlich und ungeschützt.

Wenn Ihre Eltern in einer Beziehung leben, wird sich auch diese verändern. In der Regel ist es nicht möglich, den pflegenden Elternteil ebenso zu stärken und zu unterstützen wie für den Elternteil mit Demenz da zu sein. In der Folge treten häufig Schuldgefühle auf, bei den Eltern, weil sie ihren Kindern zur Last fallen, und bei den Kindern, weil sie ihrem Anspruch an eine wertschätzende Begleitung nicht gerecht werden.

Und dann bedeutet die Diagnose Demenz auch einen langsamen Abschied von den bekannten Verhaltensmustern. Setzen Sie sich bewusst mit der Frage auseinander, was der Verlust des gewohnten Umgangs und Gesprächs, mittelfristig auch der Tod Ihrer Eltern, für Sie bedeuten. Suchen Sie den Austausch mit Ihren Familienmitgliedern und Freunden, um in dieser Situation hilfreich begleitet und getragen zu werden.

Geschwister und Freunde bringen wichtiges Wissen ein

Geschwister und Freunde stehen einem Menschen mit Demenz in der Regel nicht so nah wie der Lebenspartner. Daher ist es ihnen oft möglich, mit mehr Abstand auf die aktuelle Situation zu blicken. Auch sind sie in der Regel nicht rund um die Uhr damit konfrontiert und haben trotz ihres inneren Engagements mehr Rückzugs- und bessere Regenerationsmöglichkeiten.

Emotional sind sie aber oftmals ebenso betroffen und besonders für Geschwister mag die Frage entstehen, ob es für diese demenzielle Veränderung womöglich eine erbliche Veranlagung gibt. Vor allem langjährige Freunde sowie Geschwister und andere Verwandte können viel zur Biografie des Betroffenen beitragen. Oftmals auch Begebenheiten, die dem Lebenspartner nicht bekannt sind, was in der Begleitung des Menschen mit Demenz hilfreich werden kann. Dieses Wissen kann dazu beitragen, an alte, noch verinnerlichte und positiv besetzte Gewohnheiten und Rituale anzuknüpfen. Diese kann man nutzen, um für den Menschen mit Demenz eine Atmosphäre zu schaffen, in der er sich wohl und geborgen fühlt.

Häufige Fragen von Angehörigen und Freunden

Wie ist der Verlauf?

Die demenzielle Veränderung ist bei jedem Menschen individuell verschieden. Es gibt zwar bestimmte Phasen der Demenz, allerdings werden diese nicht von allen Betroffenen durchlaufen und die Übergänge sind schleichend. Auch hängt der Verlauf von der Art der Demenz ab. In den seltensten Fällen erfolgt eine demenzielle Veränderung gleichförmig, oft gibt es einen schubhaften Verlauf. Ortsveränderungen oder bedeutsame Ereignisse im unmittelbaren Umfeld sowie Veränderungen der gewohnten Abläufe vermögen solch einen Schub auszulösen.

Wie viel Zeit bleibt uns noch?

Es gibt Menschen mit Demenz, die nach der Diagnose noch bis zu 20 Jahre leben, und andere, denen nur noch drei bis vier Lebensjahre bleiben. Es hängt stark davon ab, in welchem Lebensalter die Demenz diagnostiziert wird, um welche Form der Demenz es sich handelt und welche Begleiterkrankungen vorliegen. Noch geht die Wissenschaft überwiegend davon aus, dass Demenz an sich nicht tödlich ist, jedoch die Lebenserwartung eines Menschen mit Demenz deutlich verkürzt ist, da körperliche Funktionen wie Kauen oder Stuhlgang durch die Demenz in der Endphase erheblich beeinträchtigt werden können. Bis zu

80 Prozent aller Menschen mit einer Alzheimer-Demenz sterben infolge einer Lungenentzündung, die oftmals durch Schluckstörungen ausgelöst wird, wodurch Speisereste in die Luftröhre gelangen und dann eine Entzündung verursachen.

Wer teilt dem Betroffenen die Diagnose mit?

Es gibt genauso ein Recht auf Wissen wie ein Recht auf Nichtwissen. Die Demenz wird üblicherweise von einem Arzt oder in einer Memory-Klinik festgestellt. In der Regel sind die Fachleute darin geschult, den Betroffenen die Diagnose mitzuteilen. Seien Sie für Ihren Angehörigen immer gesprächsbereit und begleiten ihn bei der Bewältigung dieser Nachricht. Wenn er das Untersuchungsergebnis hingegen verdrängt oder vergisst, erinnern Sie ihn nicht immer wieder daran.

Was muss ich im Umgang mit Menschen mit Demenz beachten?

Nehmen Sie Ihren Angehörigen weiterhin in all seinen Wünschen und Anliegen ernst. Auch wenn er scheinbar irrationale Dinge tut oder sagt, nehmen Sie diese möglichst ohne Korrektur an. Behalten Sie Ihre üblichen Abläufe und Gewohnheiten bei, denn diese geben Sicherheit und Halt. Behandeln Sie Ihren Angehörigen weiterhin wie gewohnt, lachen und streiten Sie mit ihm, sehen Sie gemeinsam fern, treiben Sport, trinken ein Glas Wein oder was immer Sie gern gemeinsam tun. Unterstützen Sie Ihren Angehörigen dabei, so selbstbestimmt wie möglich zu leben.

Wo finde ich Hilfe?

Die Alzheimer Gesellschaft bietet umfangreiche Unterstützung für Angehörige und Betroffene und ist für alle Demenzformen eine hilfreiche erste Anlaufstelle. Sie vermittelt Kontakte zu bestehenden Selbsthilfegruppen sowie Diagnostikzentren oder Ärzten, die mit Demenz besonders vertraut sind. Neben dem Dachverband in Berlin gibt es in allen Bundesländern eigene Gesellschaften und Gruppen in vielen Kreisen und Städten. Darüber hinaus können Sie sich an zahlreiche weitere Beratungsstellen wenden, etwa die Pflegestützpunkte oder Angebote von sozialen Trägern und Pflegeanbietern (siehe S. 122).

Darf mein Angehöriger noch Auto fahren?

Solange Sie den Eindruck haben, dass Ihr Angehöriger sicher fahren kann, soll er dies auch tun. Es gibt keine rechtlichen Vorgaben, die das Autofahren mit der Diagnose Demenz einschränken. Sobald Sie in der Fahrweise Ihres Angehörigen eine Gefahr für ihn oder andere Verkehrsteilnehmer wahrnehmen, sollten Sie ihn davon überzeugen, nicht mehr selbstständig zu fahren. Sofern er sich uneinsichtig zeigt, können Sie eine „Überprüfung der Fahreignung von Amts wegen" bei der Führerscheinstelle der Stadt anmelden.

Kann ich meinen Angehörigen allein lassen?

Sie haben in der Regel keine Aufsichtspflicht über Ihren Angehörigen und dürfen ihn daher in der Wohnung allein lassen. Wenn eine zeitliche Desorientierung vorliegt, kann es sein, dass Ihr Angehöriger auf Ihre Abwesenheit mit Angst und Unsicherheit reagiert, da er die Dauer Ihrer Abwesenheit nicht einschätzen kann. In solchen Fällen kann es hilfreich sein, Freunde oder andere Angehörige einzuladen, um die Zeit zu überbrücken. Ist Ihr Angehöriger räumlich oder situativ desorientiert, findet sich also nicht mehr allein in seiner Umgebung zurecht oder führt unsinnige Handlungen aus, stellen Sie sicher, dass er sich selbst oder anderen in Ihrer Abwesenheit keinen Schaden zufügen kann.

Darf mein Angehöriger noch Entscheidungen treffen?

Auch mit der Diagnose Demenz bleibt der Mensch entscheidungsberechtigt. Anders als oftmals vermutet, wird das Recht, Entscheidungen zu treffen, nicht automatisch aberkannt. Einige Betroffene schließen neue Versicherungsverträge ab, kaufen ungewohnte Mengen an Essen, Klopapier oder Reinigungsmittel ein oder ordern im Überfluss im Internet. Sie haben in der Regel ein Widerrufsrecht und können davon Gebrauch machen, was voraussetzt, dass Sie aufmerksam verfolgen, welche Kaufentscheidungen oder Vertragsabschlüsse Ihr Angehöriger getätigt hat. Beachten Sie dabei, dass der Widerruf vom Besteller unterschrieben werden muss.

Wir empfehlen, zumindest Ihre Hausbank von der Diagnose Demenz in Kenntnis zu setzen und um Mitteilung zu bitten, falls Ihr Angehöriger ungewöhnliche Entscheidungen trifft. Solange Ihr Angehöriger keinen rechtlichen Betreuer hat, haftet er weiterhin für alles, was er tut. Allerdings sind Sie oftmals von den möglichen Konsequenzen der Handlungen mitbetroffen. Wenn Sie die Sorge haben, dass Folgen eintreten, die Sie nicht tragen können, überlegen Sie, für bestimmte Aufgabenkreise einen rechtlichen Betreuer einzusetzen (siehe S. 47).

Was mache ich, wenn mich mein Angehöriger nicht mehr erkennt?

Ein solcher Einschnitt tritt eher zum Ende einer demenziellen Veränderung auf und ist für die nächsten Angehörigen ganz besonders schmerzlich. Um Ihrem Angehörigen Sicherheit zu vermitteln, nennen Sie jedes Mal Ihren Namen und Ihre Beziehung, zum Beispiel: „Ich bin Gerda, deine Ehefrau." Sofern Ihr Angehöriger Sie mit einem anderen Namen anspricht oder davon ausgeht, dass Sie seine Mutter oder sein Vater sind, unterlassen Sie eine Korrektur, sprechen aber weiterhin aus Ihrer Position, in diesem Fall als Partner, mit ihm.

Wie verhalte ich mich, wenn mein Angehöriger aggressiv wird oder wegläuft?

Manche Menschen mit Demenz entwickeln aggressive Verhaltensweisen, die sich auch gegen sie selbst oder gegen Menschen in der unmittelbaren Umgebung richten können. Das ist für die Familie und den Partner mitunter verstörend. Neben verbalen Ausfällen kommen auch körperliche Attacken vor. Die Aggression hat ihre Ursache häufig darin, dass der Mensch mit Demenz sich nicht verstanden

fühlt oder in einer Situation überfordert ist. Bewahren Sie Ruhe und versuchen Sie zunächst, mögliche Gründe für sein Verhalten zu finden.
Bei Bedarf sprechen Sie mit dem Hausarzt oder der zuständigen Pflegefachkraft, um gemeinsam die Ursache für die Aggressionen zu ergründen und Lösungen zu finden. Dies kann zum Beispiel eine Beschäftigungstherapie sein. Manchmal ist eine Einweisung in die Gerontopsychiatrie hilfreich, um eine passende medikamentöse Behandlung zu finden. Die Gerontopsychiatrie beschäftigt sich mit psychischen Erkrankungen, die typischerweise erst in fortgeschrittenem Alter auftreten. In den seltensten Fällen ist die Unterbringung in einer geschlossenen Abteilung eines Pflegeheims oder Krankenhauses erforderlich.
Ähnliches gilt für eine starke Unruhe und Lauftendenz Ihres Angehörigen. Versuchen Sie zunächst, dieser Rastlosigkeit mit ausgedehnten Spaziergängen, viel körperlicher Betätigung oder Sport zu begegnen. Sofern keine Linderung eintritt, kontaktieren Sie einen Arzt, um eine Gefährdung Ihres Angehörigen zu vermeiden.

KAPITEL 3

Ganzheitliche Maßnahmen für Angehörige und Freunde

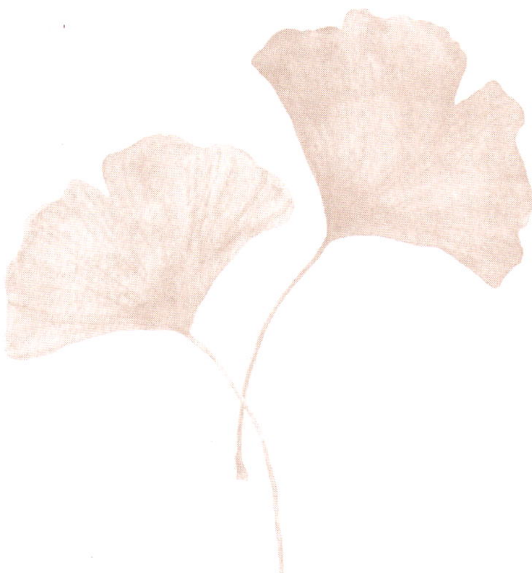

Sorgen Sie für sich selbst

Als Angehöriger oder Freund eines Menschen mit Demenz ist es wichtig, dass Sie angemessen für sich selbst sorgen. Die Begleitung einer demenziell veränderten Person kann seelisch und psychisch ausgesprochen belastend sein. Ohne Selbstfürsorge ist es kaum möglich, für einen anderen Menschen da zu sein. Kraft, Zeit, Geduld, Anteilnahme, all das können Sie nur verschenken, wenn Sie Ihren Speicher immer wieder auffüllen.

Einen Menschen mit Demenz zu begleiten, erfordert von Ihnen eine gute Konstitution über einen längeren Zeitraum. Achten Sie auf alle Signale Ihres Körpers und nehmen Sie aufkommende Gefühle wahr – auch solche, die Ihnen unangemessen erscheinen. Oftmals befinden sich pflegende Angehörige in einer dauernden Stresssituation und finden manchmal kaum einen Ausweg aus ihrem inneren Gedankenkarussell. Wir haben einige hilfreiche Anregungen für Sie zusammengestellt, die Ihnen dabei helfen können, diesen Kreislauf zu unterbrechen und neue Kraft zu sammeln.

Über Bewegung und Sport den Körper stabilisieren

Regelmäßige Bewegung und sportliche Betätigung bieten Körper, Geist und Seele eine äußerst wirksame Erholungsmöglichkeit. Wenn Sie körperlich aktiv sind, am besten unter freiem Himmel, erfrischt Sie das ganzheitlich und trägt zu Ihrer psychischen Stabilität bei. Eine ausdauernde sportliche Aktivität vermag, den Kopf freizumachen und die Gedanken auf andere Dinge zu lenken. Kraftsport und Sportarten mit sehr hoher Konzentrations- und Reaktionsnotwendigkeit fokussieren hingegen die Aufmerksamkeit zuverlässig.

Genuss in der eigenen Ernährung empfinden

Eine genussvolle Ernährung trägt wesentlich zu unserem Wohlbefinden bei. Besonders in angespannten Lebenssituationen versäumen wir häufig, uns die nötige Zeit für die Zubereitung und Aufnahme von Speisen und Getränken zu nehmen. Eine Scheibe Brot „stehend freihändig" geht schnell, kann nebenbei konsumiert werden, wird aber wenig zur Erkraftung beitragen. Ein Tipp: Wenn Ihre Freunde, Angehörigen oder Nachbarn Sie fragen, wie sie Sie unterstützen können, lassen Sie sich doch mal bekochen oder zu einem netten Essen in angenehmer Atmo-

REZEPT (FÜR 1 PERSON, VEGAN)

- *1 Tasse Goldhirse*
- *1 TL frisch geriebener Ingwer*
- *1 Prise Salz*
- *1/2 TL Kardamomsaat*
- *5 ganze Mandeln*
- *3 Datteln, frisch oder getrocknet*
- *1 Banane*

Die Goldhirse waschen und mit Ingwer, Salz und einer Tasse Wasser in einem Kochtopf (ohne Deckel) auf höchster Stufe einmal aufkochen lassen. Herd ausschalten, Topf abdecken und Hirse circa 10 Minuten quellen lassen, bis das Wasser aufgesogen ist. In der Zwischenzeit Mandeln in einer beschichteten Pfanne rösten und grob hacken. Datteln entkernen, Banane schälen und beides klein schneiden. Alles in eine Müslischale geben, mischen und mit der Kardamomsaat bestreuen. Schmeckt Ihnen der Kardamom zu intensiv, nehmen Sie stattdessen Zimt oder Kurkuma. Anstelle der Banane können Sie auch andere Obstsorten nehmen, zum Beispiel Mango oder Pfirsich. Verwenden Sie für die Zubereitung am besten Zutaten in Bioqualität.

sphäre einladen – mit Kerzen, Tischdecke und allem, worauf Sie für sich aus Zeitmangel möglicherweise verzichten. Steht Ihnen ein eng getakteter Tag mit wenig Zeit zum Essen bevor, schaffen Sie zumindest am Morgen eine stärkende Grundlage. Dafür eignet sich besonders ein warmes Frühstück. Eine wohltuende und bekömmliche Alternative zu Hafer- oder Grießbrei ist Hirsebrei.

Sich Zeit für eigene Hobbys nehmen

Bei einigen Menschen ist die Freizeit ebenso durchgetaktet wie das Berufsleben. Nehmen Sie sich einen Moment Zeit, um alle Ihre Aktivitäten anzuschauen und zu entscheiden, welche davon Kraft und Freude spenden und welche Energie binden. Letztere sollten Sie zunächst einmal aussetzen. Dann priorisieren Sie alle übrigen Termine und konzentrieren sich auf wenige Dinge, die Sie auch weiterhin tun möchten. Wir haben die Erfahrung gemacht, dass besonders Musik bei der Entspannung unterstützen, die Stimmung verändern oder uns auf andere Gedanken bringen kann. Vielleicht geht es Ihnen genauso – oder Sie schöpfen Kraft aus anderen Dingen wie beispielsweise einem guten Buch oder einem heißen Bad. Was es auch ist: Gönnen Sie sich täglich eine kurze Auszeit und tun etwas, das Ihnen Energie zuführt. Lenken Sie Ihre Aufmerksamkeit in dieser Zeit ganz auf sich, auf Ihre Bedürfnisse und Interessen.

In sich hineinspüren mit Eurythmie

Eurythmie ist eine anthroposophische, sehr fließende Bewegungskunst, die innere Dynamiken äußerlich sichtbar machen kann. Anthroposophie, die „Weisheit vom Menschen", leitet sich ab aus den altgriechischen Begriffen Mensch (ánthrōpos) und Weisheit (sophía). Sie wurde von Rudolf Steiner begründet.
Die harmonisch gestalteten Übungen wirken erholend und entspannend und können nicht richtig oder falsch ausgeführt werden, da der Schaffende sie so vollzieht, wie er sie von innen her als stimmig erlebt. Eurythmie kann als ein lebendiger Ausdruck das Innenleben wieder in Fluss und Balance bringen. Die heilsame Wirkung von Eurythmie ist überzeugend und überraschend – auch für viele Menschen, die nicht an alternative Heilmethoden glauben. Als Anregung haben wir ein Video eigens für pflegende Angehörige erstellen lassen, das Sie hier finden: www.youtube.de (in der Suchleiste dann „Vitaleurythmie pflegende Angehörige" eingeben).

Die inneren Organe unterstützen mit Wickeln und Einreibungen

Besonders hilfreich und ganzheitlich wirksam sind Einreibungen und Wickel. Viele Angehörige können sich nach

REZEPT FÜR EINEN LEBERWICKEL MIT SCHAFGARBE

- *1 Esslöffel Schafgarbenkraut mit Blüten*
- *1 Liter kochendes Wasser*

Das Schafgarbenkraut mit dem kochenden Wasser übergießen und drei bis fünf Minuten ziehen lassen, nicht länger. Dann abgießen und den Wickel anfertigen oder den Sud in einer Thermoskanne für den späteren Gebrauch aufbewahren. Die fertige Wickellösung ist goldgelb bis grünlich.

einem anstrengenden Tag jedoch schwer dazu aufraffen, zumal diese einer gewissen Vor- und Zubereitungszeit bedürfen. Tipp: Lassen Sie sich Wickel von Freunden und Bekannten schenken, die Ihnen diese zubereiten und nach der Behandlung auch wieder aufräumen. Empfehlenswert für pflegende Angehörige ist etwa der aufbauende Leberwickel mit Schafgarbe oder Heublumensäckchen sowie Nierenwickel aus Ingwer und Schachtelhalm. Die Zutaten sollten möglichst in Bioqualität sein (siehe Hilfreiche Adressen ab S. 122). Wenn Sie weniger Zeit erübrigen können oder möchten, nutzen Sie Bienenwachsauflagen. Diese können Sie erwärmt auf den Solarplexus auflegen. Der wunderbare Duft erreicht Sie unmittelbar und die gespeicherte Sonne wirkt wohltuend auf Ihren Organismus. Lavendelsalbe, zum Beispiel von Weleda (Aurum/Lavandula comp. Creme), die Sie in der Herzgegend direkt vor dem Zubettgehen auftragen, wird Sie kräftigen und zu einem erholsamen Schlaf beitragen.

Verspannungen lösen durch Massagen

Ebenfalls gut geeignet als Entspannungsmöglichkeit und Auszeit sind Massagen. Die herkömmliche Massage richtet sich auf den Ort der Verspannung, häufig die Nackenmuskulatur, den oberen Rücken und die Kiefermuskulatur. Heutzutage beginnt die Behandlung meistens mit der sogenannten heißen Rolle. Dabei werden kleine aufgerollte Handtücher in erhitztes Wasser getaucht und über den Verspannungsherd gerollt. Das fördert die Durchblutung, die Muskulatur lockert sich und der Behandlungsbereich wird erwärmt.

Die „Rhythmische Massage" ist eine erweiterte Massagebehandlung aus der anthroposophischen Medizin, die sich als eine um geisteswissenschaftliche Erkenntnisse erweiterte Schulmedizin versteht. Der gesamte Mensch wird mit rhythmisierenden Massagegriffen behandelt, wodurch besonders seine Selbstheilungskräfte angesprochen werden sollen. Diese ganzheitliche Methode geht davon aus, dass Atmung und Blutkreislauf einem eigenen Rhythmus unterliegen, der durch diese Form der Unterstützung wieder in sein Gleichgewicht gebracht werden kann. Fragen Sie Ihren Hausarzt nach einem Rezept für Massagen oder Rhythmische Massagen.

Die eigene Wahrnehmung positiv beeinflussen durch Affirmationen

Eine erstaunliche Wirkung erzielen selbstbejahende Sätze, sogenannte Affirmationen. Jeder von uns denkt tausende Gedanken am Tag, manche positiv und hilfreich, viele voller Selbstzweifel, negativ oder auch uns selbst bewertend. Ein häufig gebrauchtes Zitat stellt die Wirksamkeit unserer Gedanken besonders gut dar:

Achte auf deine Gedanken, denn sie werden zu Worten.
Achte auf deine Worte, denn sie werden zu Handlungen.
Achte auf deine Handlungen, denn sie werden zu Gewohnheiten.
Achte auf deine Gewohnheiten, denn sie werden dein Charakter.
Achte auf deinen Charakter, denn er wird dein Schicksal.

(Unbekannter Autor)

Mit positiven, die eigene Person bestätigenden Sätzen, die wieder und wieder gesagt werden, lässt sich die eigene Gedankenwelt nachhaltig verändern. Vermutlich fällt es Ihnen ebenso schwer wie den meisten anderen, sich selbst vorzusagen, wie toll Sie sind und wie wichtig, wie richtig es ist, Sie zu lieben und zu achten. Denn oftmals richten wir unseren Blick auf die Dinge, die nicht gelungen sind sowie auf unsere Schwächen.

Außerdem ist es in unserer Gesellschaft nicht gerade üblich, sich selbst zu loben. Wir möchten Ihnen dringend ans Herz legen, es trotzdem zu probieren. Auf diese Weise programmieren Sie Ihre eigenen Glaubenssätze um, die Sie sich insgeheim seit Jahren erzählen, zum Beispiel: „Ich bin hässlich“, „Ich bin ungeschickt“, oder: „Ich sollte mutiger sein.“

Helfen können Ihnen dabei beispielsweise die Affirmationen „Balance für Körper und Seele“ von Louise L. Hay, die Ihnen in nur sieben Minuten wichtige Sätze zuspricht. Sie können diesen Text mit geringer Aufmerksamkeit nebenbei mitlaufen lassen und werden gleichwohl eine Veränderung Ihrer Gedanken wahrnehmen. In der Folge entwickeln Sie allmählich eine veränderte Eigenwahrnehmung. Besonders in einer Zeit, in der Sie möglicherweise Vorwürfen ausgesetzt sind, emotional instabil sind und nicht mehr aus Ihrem Kraftzentrum leben, vermögen solche Affirmationen, Sie seelisch zu stützen.

Das Meditationsprogramm mit Musik gibt es als CD oder zum Herunterladen auf Ihr Smartphone oder Tablet.

Entlastung für pflegende Angehörige

Eine Person mit Demenz zu betreuen, ist eine verantwortungsvolle und manchmal auch fordernde Aufgabe. Es wird Momente geben, in denen Sie sich damit vollkommen alleingelassen fühlen. Seien Sie versichert: So geht es den meisten pflegenden Angehörigen. Dabei gibt es zahlreiche formelle und informelle Unterstützungs- und Entlastungsangebote, von denen wir Ihnen einige in dem folgenden Abschnitt vorstellen. Machen Sie bitte davon Gebrauch – am besten, bevor Sie Ihre persönlichen Grenzen überschreiten. Bei den Sicherheitsanweisungen im Flugzeug heißt es in etwa: „Ziehen Sie erst sich selbst die Sauerstoffmaske an, bevor Sie weiteren Passagieren helfen." Das gilt im übertragenen Sinn auch in Ihrem Fall. Denn Sie tun weder sich noch Ihrem Angehörigen einen Gefallen, wenn Sie sich so sehr verausgaben, dass Ihre Gesundheit darunter leidet.

Das persönliche Umfeld einbeziehen

Erste Anlaufstelle für pflegende Angehörige, die Unterstützung benötigen, ist oftmals das eigene persönliche Umfeld. Vertrauen Sie aber bitte nicht darauf, dass Ihre Angehörigen, Freunde und Nachbarn schon merken werden, was Sie

leisten, und im richtigen Moment auf Sie zukommen, um Ihnen Entlastung anzubieten. Damit das passiert, ist eines essenziell: Sprechen Sie über die Herausforderungen, die Sie täglich meistern. Beschönigen Sie nichts – auch wenn es manchmal verlockend ist, auf die Frage: „Wie geht es dir?", mit einem einfachen „Gut", zu antworten. Seien Sie ehrlich sich selbst gegenüber und holen Sie die anderen frühzeitig „mit ins Boot". In den meisten Fällen kommen dann die Unterstützungsangebote von allein. Und wenn nicht: Scheuen Sie sich nicht, darum zu bitten.
Mögliche Formen der Entlastung durch das persönliche Umfeld sind etwa: Betreuung des Menschen mit Demenz für einige Stunden, damit Sie Ihren Hobbys nachgehen können oder einfach mal wieder Zeit für sich haben, gemeinsame Aktivitäten wie zusammen kochen oder Ausflüge, Unterstützung beim Einkaufen, zwischendurch nach dem Rechten sehen, wenn Sie unterwegs sind, und so weiter. Sie werden merken, dass es guttut, Mitstreiter an Ihrer Seite zu wissen, die sich ebenso wie Sie um das Wohlergehen Ihres Angehörigen mit Demenz sorgen.

Quartiersangebote in der Nähe

Vielerorts gibt es sie schon, anderenorts sollen sie noch entstehen: sogenannte Quartiersangebote für Menschen mit Demenz und deren Angehörige. Gemeint sind leicht zugängliche Unterstützungsformen im direkten Wohnumfeld der Betroffenen. Das können Beratungsstellen sein, soziale Treffpunkte, Seniorentreffs, Bürgercafés, ein offener Mittagstisch, Netzwerke freiwillig Engagierter, Betreuungsmöglichkeiten und vieles mehr.

Informationen zu konkreten Angeboten erhalten Sie beim zuständigen Quartiersmanager, bei der Stadt oder beim Landkreis, der lokalen Alzheimer Gesellschaft oder Sie geben bei einer Internetsuchmaschine „Entlastung für pflegende Angehörige" in Verbindung mit Ihrem Wohnort ein.

Selbsthilfe- und Angehörigengruppen für Austausch und Unterstützung

So hilfreich der Austausch mit nahestehenden Menschen oft ist – wer nicht selbst einen Angehörigen pflegt, kann kaum nachvollziehen, welche Gefühle, Zweifel und Sorgen Sie erleben. Aus diesem Grund möchten wir Ihnen den Besuch einer Selbsthilfegruppe für pflegende Angehörige ans Herz legen. Solche Gruppen werden in großer Anzahl angeboten, etwa von sozialen und konfessionellen Trägern sowie von Kirchengemeinden.

Die Treffen finden in regelmäßigen Abständen und in einem geschützten Rahmen statt. Das ist wichtig, denn in einer Selbsthilfegruppe sollte es keine Tabus geben. Das heißt, die Mitglieder können dort auch über Dinge sprechen, die sie sich vor Angehörigen oder Nachbarn nicht zu sagen trauen – zum Beispiel, wenn sie manchmal einfach nicht mehr können oder Wut und Aggressionen empfinden. Oft werden die Gruppen von einer ehren- oder hauptamtlichen Fachkraft begleitet, die zusätzlich Fragen beantworten und beraten kann. Manche Gruppen machen auch gemeinsame Ausflüge oder Wohlfühlaktionen, um auf andere Gedanken zu kommen. Kontakte zu Selbsthilfegruppen in Ihrer Nähe können die lokalen Alzheimer Gesellschaften vermitteln.

Auch wenn Sie vielleicht gerade nicht wissen, wie Sie das anstellen sollen: Versuchen Sie, sich die Zeit für den Besuch einer solchen Gruppe „freizuschaufeln". Gönnen Sie sich diesen Freiraum, in dem es in erster Linie um Sie und Ihre Empfindungen geht. Das kann sich überaus positiv auf Ihre Stabilität und psychische Gesundheit auswirken. Wenn Sie Ihren Angehörigen nicht allein lassen möchten oder können, bitten Sie Familienmitglieder, Nachbarn oder Freunde, ihn in dieser Zeit zu begleiten. Eine weitere Möglichkeit sind sogenannte Entlastungsleistungen (siehe nächster Abschnitt).

Wenn sich in Ihrer Nähe keine Selbsthilfegruppe trifft oder Sie sich persönliche Treffen zurzeit nicht vorstellen können, gibt es auch digitale Alternativen, zum Beispiel die App „in.kontakt" des Vereins „wir pflegen" (siehe Hilfreiche Adressen ab S. 122). Diese können Sie kostenlos auf ein Smartphone oder Tablet laden. Sie erhalten auf diese Weise

Informationen, können Erfahrungen mit anderen Angehörigen austauschen und sich vernetzen.
Eine weitere Möglichkeit des digitalen Austauschs mit Angehörigen bietet sich in den sogenannten sozialen Medien. Auf Facebook zum Beispiel gibt es verschiedene Gruppen, unter anderen „Demenz ..." und „Pflegende Angehörige" mit jeweils mehreren tausend Mitgliedern. Diese teilen dort unterschiedliche Themen miteinander – von rechtlichen Fragen über persönliche Erfahrungen mit der Pflege von Menschen mit Demenz bis hin zu praktischen Tipps zu Beschäftigung oder Körperpflege. Das kann hilfreich sein, zumal die Reaktionen der Mitglieder schnell erfolgen – wenn Sie eine Frage stellen, erhalten Sie für gewöhnlich noch am selben Tag zahlreiche Antworten. Zugleich sind die sozialen Medien aber auch mit Vorsicht zu genießen, da es leider immer wieder vorkommt, dass sich Mitglieder im Ton vergreifen. Tipp: Wenn es zu hitzigen Diskussionen kommt, bleiben Sie sachlich oder steigen Sie aus dem Gespräch aus.
Die meisten Gruppen sind geschlossen, das heißt, nur Mitglieder dürfen Inhalte veröffentlichen und lesen. Bei vielen Gruppen werden Sie zudem vor der Aufnahme gebeten, einige Fragen zu Ihrem Hintergrund und zu Ihren Beweggründen zu beantworten. Beachten Sie bitte trotzdem stets, dass praktisch jeder Nutzer Zugang zu solchen Gruppen hat und Dinge, die Sie dort veröffentlichen, für viele Menschen sichtbar sind. Generell gilt für die Nutzung aller

sozialen Medien: Schützen Sie vor allem die Privatsphäre Ihres Angehörigen und veröffentlichen Sie ohne Einwilligung keine Fotos oder persönliche Daten von ihm.

Entlastungsleistungen: Betreuungsangebote für den zu Pflegenden

Hat Ihr Angehöriger einen Pflegegrad und wird er zu Hause gepflegt, hat er Anspruch auf sogenannte Entlastungsleistungen. Konkret stehen dafür zusätzlich zu anderen Leistungen 125 Euro im Monat zur Verfügung. Dieses Geld soll dazu dienen, pflegende Angehörige zu entlasten und die Selbstständigkeit der Betroffenen zu fördern.

Damit können Sie unter anderem sogenannte niedrigschwellige Betreuungsleistungen finanzieren: Ihr Angehöriger kann etwa ein Bewegungs- oder Freizeitangebot für Menschen mit Demenz besuchen. Sie können den Entlastungsbetrag auch für die regelmäßige Unterstützung eines Pflege- oder Alltagsbegleiters nutzen, der zum Beispiel die Betreuung bei Spaziergängen oder Arztbesuchen übernimmt oder zu Ihnen nach Hause kommt, wenn Sie etwas anderes zu tun haben. Angeboten werden solche Leistungen unter anderem von Pflegediensten und Wohlfahrtsverbänden, die häufig auch mit geschulten Ehrenamtlichen zusammenarbeiten. Bevor Sie einen Anbieter beauftragen, fragen Sie unbedingt, ob dieser nach Landesrecht aner-

kannt ist – das ist Voraussetzung für die Kostenübernahme durch die Pflegeversicherung.
Darüber hinaus können Sie den Betrag für die Kurzzeitpflege (siehe S. 121) oder die Tages- oder Nachtpflege (siehe S. 31) aufwenden. Der Entlastungsbetrag muss nicht jeden Monat ausgeschöpft werden, man kann ihn auch für einen gewissen Zeitraum ansparen und später ausgeben.
Tipp: Unter bestimmten Voraussetzungen ist es möglich, den Entlastungsbetrag für Pflegeleistungen zu verwenden. Andersherum können Sie einen Teil der sogenannten Pflegesachleistungen umwidmen, um mehr Betreuungs- und Entlastungsleistungen zu erhalten. Am besten, Sie lassen sich dazu ausführlich beraten, etwa von Ihrem Pflegeanbieter, in einem Pflegestützpunkt oder bei einer anderen Beratungsstelle.

Anspruch auf medizinische Rehabilitation

Wenn es nicht reicht, stundenweise Entlastung zu erhalten, kann eine stationäre Rehabilitationsmaßnahme sinnvoll sein. Was vielen nicht bekannt ist: Pflegende Angehörige haben einen gesetzlichen Anspruch darauf, wenn diese medizinisch notwendig ist. Einige Rehabilitationseinrichtungen bieten an, dass der Mensch mit Demenz seinen Angehörigen dorthin begleitet. Geht dies nicht oder ist nicht empfehlenswert, etwa weil die Pflegeperson für ihre Erho-

lung räumlichen Abstand von ihrem Angehörigen braucht, muss die Kranken- beziehungsweise Pflegekasse dafür sorgen, dass er in dieser Zeit betreut wird – beispielsweise im Rahmen einer Kurzzeitpflege (siehe S. 121).
Die Verordnung für die Rehabilitationsmaßnahme stellt in der Regel Ihr Hausarzt oder ein Facharzt aus. Gut zu wissen: Eine stationäre Rehabilitation für pflegende Angehörige ist auch dann möglich, wenn aus medizinischen Gründen eine ambulante Maßnahme ausreichen würde.

Herbert und Emmy

Seit rund vier Jahren kümmert sich der 76-jährige Herbert um seine 72-jährige Frau Emmy, die demenziell verändert ist. Unterstützung erhält er dabei von seinem Sohn und einem Pflegedienst. Die Situation belastet Herbert sehr, er braucht eine Auszeit. Sein Hausarzt verordnet ihm eine dreiwöchige Rehabilitationsmaßnahme. So lange von seiner Emmy getrennt zu sein, kann sich Herbert aber nicht vorstellen – also nimmt er seine Frau mit. In der Einrichtung an der Ostsee teilt sich das Ehepaar ein Zimmer. Von 9 Uhr bis 12.30 Uhr und von 14.30 Uhr bis 18 Uhr geht Emmy in eine Betreuungsgruppe, in der sie mit zwei Mitarbeitenden und anderen Menschen mit Demenz Spiele spielt, Musik hört und Erinnerungen teilt. In dieser Zeit hat Herbert Anwendungen, führt Gespräche, geht spazieren oder liest. Die restliche Zeit verbringt er gemeinsam mit seiner Frau.

Verhinderungs- und Kurzzeitpflege

Manchmal kommt es vor, dass Sie die Pflege Ihres Angehörigen für einen begrenzten Zeitraum nicht selbst leisten können. Das kann der Fall sein, wenn Sie als Pflegeperson ausfallen, weil Sie krank sind, an einer Fortbildung teilnehmen oder in den Urlaub fahren. In so einer Situation haben Pflegebedürftige ab Pflegegrad 2 derzeit für längstens sechs Wochen im Jahr Anspruch auf Verhinderungspflege, auch Urlaubs- oder Krankheitsvertretung genannt. Diese kann sowohl im häuslichen Umfeld als auch in einem Pflegeheim geleistet und auch stundenweise in Anspruch genommen werden. Voraussetzung für die Verhinderungspflege ist, dass Sie Ihren Angehörigen seit mindestens sechs Monaten pflegen.

Eine weitere Möglichkeit ist die Kurzzeitpflege in einer Pflegeeinrichtung. Diese erfolgt beispielsweise nach einem Krankenhausaufenthalt und dient der weiteren Genesung, sodass wieder eine Betreuung in der häuslichen Umgebung erfolgen kann. Es gibt zahlreiche Möglichkeiten, Leistungen der Kurzzeit- und Verhinderungspflege sowie den Entlastungsbeitrag zu kombinieren – lassen Sie sich dazu in jedem Fall von den jeweiligen Anbietern, Ihrer Pflegekasse oder anderen Anlaufstellen beraten, bevor Sie einen Antrag stellen.

Zu guter Letzt

Hilfreiche Adressen

AOK Pflege-Navigator zur Suche nach Pflegeheimen, ambulanten Pflegediensten und weiteren Unterstützungsangeboten in der Umgebung: www.pflege-navigator.de

Barmer Ersatzkasse – Zuschüsse zu Veränderungen des Wohnbereichs: www.barmer.de – Im Suchfeld eingeben: Veränderung des Wohnbereichs, dann PDF Veränderung des Wohnbereiches – wann zahlt die Pflegekasse auswählen

Bundesministerium der Justiz und für Verbraucherschutz – Vorsorgevollmacht: www.bmjv.de – Im Suchfeld eingeben: Vorsorgevollmacht, dann Formulare auswählen

compass, private Pflegeberatung: www.compass-pflege beratung.de – Hotline: 0800 101 88 00

Deutsche Alzheimer Gesellschaft e.V.: www.deutsche-alzheimer.de

Deutsche Alzheimer Gesellschaft e.V. – Frontotemporale Demenz

Deutsche Alzheimer Gesellschaft e.V. – Krankenhausaufenthalt – Mit Demenz im Krankenhaus

Deutsche Alzheimer Gesellschaft e.V. – Technische Hilfen

Humor hilft heilen: www.humorhilftheilen.de
in.kontakt – App des Vereins „wir pflegen“ für Angehörige: www.in-kontakt.online
Kompetenzzentrum Demenz in Schleswig-Holstein – Musterwohnung: www.demenz-musterwohnung.de/
Kräuterkontor Onlineshop: www.kraeuterkontor.de/
Pflegestützpunkte und Beratungsstellen – Übersicht: www.zqp.de/beratung-pflege
Vitaleurythmie-Videos: www.vitaleurythmie.de – Filme
Wachswerk – Bienenwachsauflagen: https://shop.wachswerk.de
WALA Heilmittel GmbH – Wickel und Auflagen: www.walaarzneimittel.de – Bereich Anthroposophische Medizin
Wegweiser Demenz Krankenhausaufenthalt: www.wegweiser-demenz.de – Bereich Gut informiert, im Kapitel Medizinischer Hintergrund Bereich Krankenhausaufenthalt auswählen
Wegweiser Hospiz- und Palliativversorgung Deutschland: www.wegweiser-hospiz-palliativmedizin.de
Wheelmap – Barrierefreie Orte: wheelmap.org
Wickel: www.wickel.co/

Zum Weiterlesen

Alzheimer Gesellschaft Braunschweig e.V.: Abschiednehmen, sterben und Trauer bei Demenz – Ein Leitfaden für Begleiter, 2. Auflage, Braunschweig, o. J.

Bode, Sabine: Frieden schließen mit Demenz, Stuttgart: Klett-Cotta, 2014

Bosch, Corry F. M.: Vertrautheit – Studie zur Lebenswelt dementierender alter Menschen, Wiesbaden: Ullstein Medical 1998

Bundesministerium für Gesundheit: Ratgeber Demenz – Informationen für die häusliche Pflege von Menschen mit Demenz, 13. aktualisierte Auflage, Berlin 2019

Deutsche Alzheimer Gesellschaft e.V.: Demenz. Das Wichtigste. Ein kompakter Ratgeber, 8. Auflage, Berlin 2019

Deutsche Alzheimer Gesellschaft e.V.: Informationsblatt 1 – Die Häufigkeit von Demenzerkrankungen, Berlin 2020

Deutsche Gesellschaft für Ernährung e. V. (DGE): DGE-Praxiswissen – Essen und Trinken bei Demenz, 2. Auflage, 1. korrigierter Nachdruck, Bonn 2014

Deutscher Palliativ Verlag (Hg.): Roth-Brons, Magdalene/ Dr. Roth, Christoph: Demenz und Schmerz – Ein Ratgeber, 4. Auflage, Fulda: Verlag der Deutschen Palliativ-Stiftung 2015

Elfmann, Peggy: Alzheimer und wir – Meine Mama, der Alzheimer und meine Kinder (Blog), https://alzheimerundwir.com/

Färber, Susanna/Meyer, Axel: Aromaöle für die Hausapotheke: Naturdüfte kennen und richtig anwenden, Stuttgart: Kosmos 2016

Fuchs, Christine/Wilms, Ralph: Räuchern für tiefe Meditationen – Ruhe, Entschleunigung und Konzentration, Stuttgart: Kosmos 2020

Geiger, Arno: Der alte König in seinem Exil, München: Hanser 2011

Harkness, Joe: Bird Therapy, Stuttgart: Nymphenburger 2020

Hase, Andreas: Der Tod macht leicht. Sich mit dem eigenen Sterben auseinandersetzen, Stuttgart: Nymphenburger 2020

Zähringer, Simone: Stärke deine Lebenskraft: Mit Eurythmie Erschöpfung, Migräne und Ängste überwinden, Stuttgart: Nymphenburger 2021

Zenz, Diana: Aromatherapie für die Seele: Mit natürlichen Düften das eigene Selbst entfalten, Stuttgart: Nymphenburger 2020

Empfehlenswerte Filme

- Still Alice – Mein Leben ohne Gestern (USA 2014, 101 min.)
- Honig im Kopf (Deutschland 2014, 139 min.)

Register

Impressum
Umschlaggestaltung von STUDIO LZ, Stuttgart, unter Verwendung einer Farbzeichnung von AdobeStock/Olivier Le Moal und 2 Fotos von Jenny Pudel.

Alle Angaben in diesem Buch erfolgen nach bestem Wissen und Gewissen. Sorgfalt bei der Umsetzung ist indes dennoch geboten. Der Verlag und die Autorinnnen übernehmen keinerlei Haftung für Personen-, Sach- oder Vermögensschäden, die aus der Anwendung der vorgestellten Materialien, Methoden oder Informationen entstehen könnten.

Unser gesamtes Programm finden Sie unter
kosmos.de/nymphenburger

FSC www.fsc.org MIX Papier aus verantwortungsvollen Quellen FSC® C014138

Gedruckt auf chlorfrei gebleichtem Papier

ISBN 978-3-96860-009-3
Projektleitung: Dr. Stefan Raps
Redaktion: Annette Ahlborn
Gestaltungskonzept: Wolfgang Heinzel
Satz: DOPPELPUNKT, Stuttgart
Produktion: Angela List
Druck und Bindung: Finidr, s.r.o., Český Těšín